COMPTE-RENDU

DES

EAUX D'AIX EN SAVOIE

PENDANT L'ANNÉE 1858.

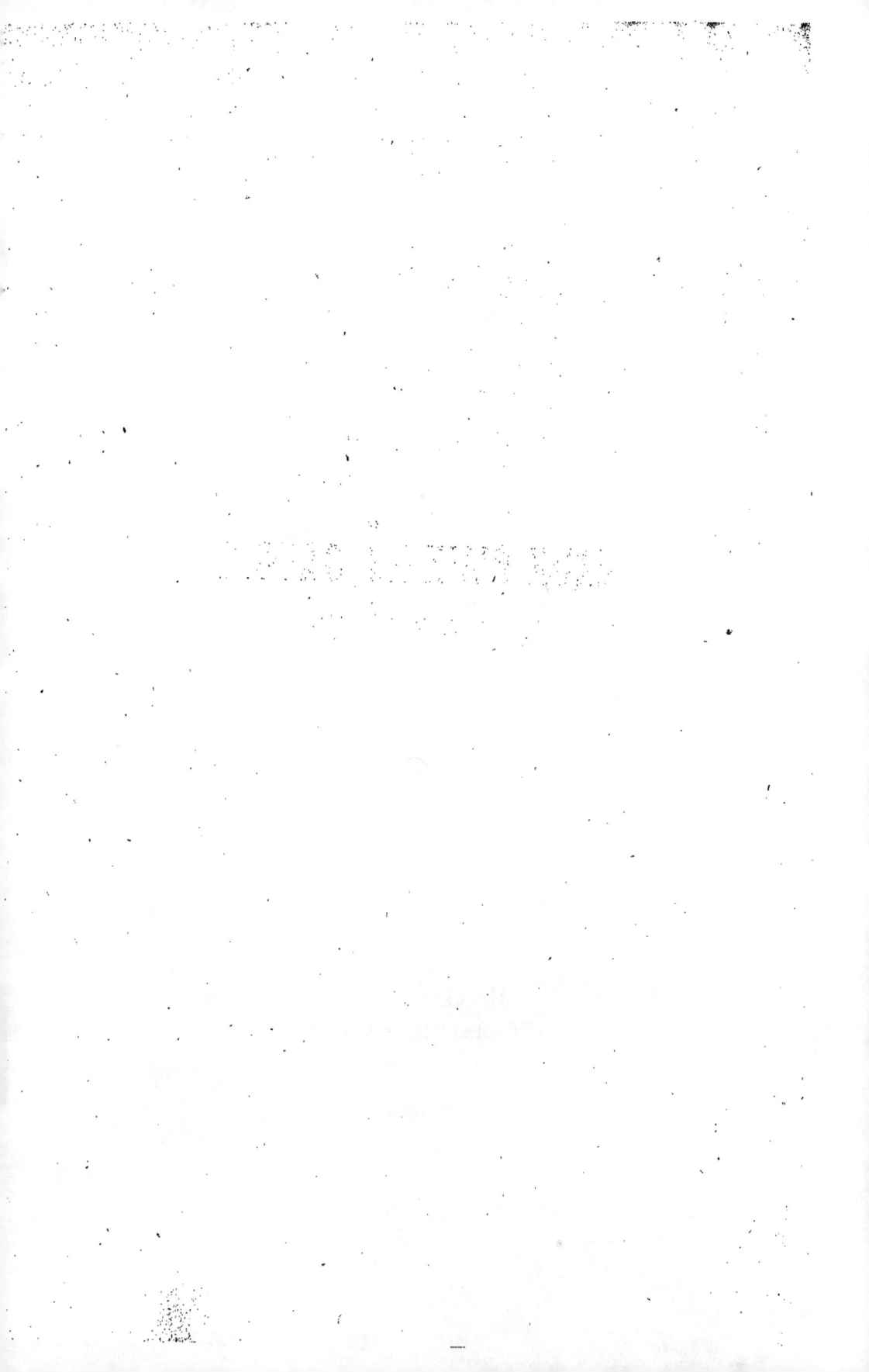

COMPTE-RENDU

DES

EAUX D'AIX EN SAVOIE

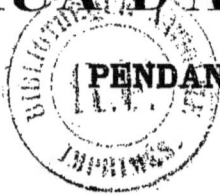

PENDANT L'ANNÉE 1858,

PAR

LE DOCTEUR GUILLAND,

Président de la Commission médicale en 1858,
Médecin de l'Établissement thermal,
Membre effectif de l'Académie royale de Savoie,
Président de la Société médicale de Chambéry, Membre correspondant
des Sociétés médicales de Lyon, de Montpellier, de Lausanne,
de la Société médicale d'émulation de Paris, etc.

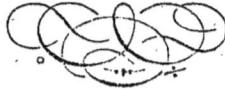

AIX-LES-BAINS,

TYPOGRAPHIE BACHET,

IMPRIMEUR DE L'ÉTABLISSEMENT THERMAL.

Juillet 1859.

La Saison thermale de 1858, la cinquième dès l'organisation du Corps médical d'Aix en *Commission consultative près l'Établissement*, fait le sujet de ce cinquième Compte-Rendu présidentiel. Si nous ne nous dissimulons pas que, chaque année, il devient plus difficile au Rapporteur d'être intéressant et nouveau, nous voyons, d'autre part, avec une satisfaction profonde, la consécration du temps descendre sur cette institution, que nous avons désirée et que nous aimons, comme la première application à la pratique hydro-médicale des principes des sociétés modernes.

Après un hiver où la *réglementation des eaux minérales* a été à l'ordre du jour des Corps législatifs de Paris et de Turin, dans un moment où Aix peut être directement intéressé à la solution que recevra ici où là ce problème important pour la science, pour les médecins et pour le public, nous aurions voulu exposer largement les raisons d'être et le mode de fonctionnement d'une institution qui n'existe pas encore ailleurs. Mais, pour ne pas sortir des limites assignées à ce travail, nous nous bornerons à reproduire en note les articles de notre Règlement les plus propres à faire apprécier notre régime; et, après avoir résumé les détails donnés par nous en mai 1846 dans l'*Echo médical de Neuchâtel*, nous indiquerons rapidement le chemin parcouru dès lors.

6

Dès sa création, notre organisation médicale fut accueillie avec une faveur marquée. Le 31 décembre 1853, et de nouveau en juin 1854, l'un des organes les plus dignes de la presse scientifique française, la *Gazette médicale* de Lyon saluait, « au nom de la dignité médicale et de la science « hydrologique, cette substitution de l'émulation à la lutte, et « faisait des vœux pour que ce système d'égalité et de soli- « darité fût adopté en France. » Divers journaux de Paris et de Turin exprimaient leur adhésion en termes analo- gues. « C'est là, nous écrivait un des professeurs qui « honorent le plus l'École de Montpellier, M. le docteur « Jaumes, c'est là une mesure hardie, mais sage en même « temps. Que les médecins d'Aix le prouvent par leur ma- « nière d'éclairer et de seconder l'administration. S'ils font « bien, partout on voudra suivre cet exemple, et leur pays « aura eu le mérite de l'initiative. »

Un homme spécialement compétent, M. l'ingénieur Jules François, applaudissait « à l'heureuse innovation qu'avait faite le Gouvernement, en confiant la direction médicale des Eaux d'Aix à une Commission composée de tous les mé- decins de la localité, et il annonçait son intention de faire un rapport au Ministre des travaux publics de France sur cette organisation nouvelle, qu'il espérait, dans l'intérêt de la science et de l'humanité, voir adopter bientôt dans tous les établissements d'eaux minérales. » (*Gazette officielle de Savoie*, 22 février 1854).

Dans son Compte-Rendu de 1854, la Société médicale de Chambéry félicitait en ces termes le gouvernement de M. de Cavour *pour ce fait important d'organisation médicale ac- compli près d'elle* : « C'est la première fois, si nous ne nous « trompons, que, renonçant au système de monopole mé- « dico-thermal généralement admis, et maintenu en dépit

« de leurs principes par les gouvernements même les plus
« libéraux, on tente officiellement la substitution collective
« de toutes les capacités médicales d'une ville à l'influence
« privilégiée d'un seul. »

En face de tels encouragements, la Commission médicale
d'Aix ne s'est pas abusée un instant sur la part de solidarité
morale qui lui reviendrait dans la construction des nouveaux Thermes. Aujourd'hui que ceux-ci touchent à leur
achèvement, elle peut dire, avec la satisfaction du devoir
accompli, qu'elle a fait en ce sens tout ce que lui rendait
possible son mandat consultatif... Dès 1852, sur l'invitation
de M. le commandeur Mercier, alors intendant général de
la Division de Chambéry, et dont le patriotisme éclairé re-
cherchait les moyens d'agrandir nos Thermes tout en amé-
liorant les conditions générales de notre localité, les médecins d'Aix préludaient à leur prochaine organisation par la
discussion en commun d'un *programme de nouvel Établissement*. Dès lors, la Commission a donné successivement sa
critique du *projet de 1853* et celle du *remaniement de 1855*.
Elle a fait rapport en 1856 et 1857 *sur les améliorations à
introduire dans les travaux en voie d'exécution*, et présenté
à l'appui ses *études comparatives des principaux Établissements voisins*. Enfin, le 5 juin 1858, elle a répondu aux
questions posées par M. l'intendant général Magenta, dans
son active sollicitude, *sur les conditions de nos sources par
suite des nouvelles captations et du mode actuel d'aménagement*. Outre ces études d'ensemble, la Commission a traité,
dans ses séances hebdomadaires, les nombreuses questions
de détail amenées par les développements successifs de l'E-
tablissement. Etendant sa vigilance à tout ce qui concerne
l'hygiène de la ville, elle s'est occupée du *dessèchement des
marais suburbains*, du déplacement du *cimetière*, des con-

8

stitutions médicales régnantes..... Son Rapport sur le *choléra* a été reproduit en bonne partie dans notre *Histoire du choléra en Savoie en 1854*, imprimée par décision de la Société médicale de Chambéry.

Au reste, un témoignage qui les résume tous, c'est celui de l'administrateur intègre et dévoué qui représente le gouvernement aux bains d'Aix ; or, voici en quels termes M. l'intendant Dupraz inaugurait naguère notre session de 1859 : « Les trois années qui viennent de s'écouler depuis que le « gouvernement de S. M. a daigné me placer à la tête de « cet établissement, m'ont prouvé que la Commission mé- « dicale avait compris l'importance de sa mission : elle n'a « cessé, pendant tout ce temps, de me donner les preuves « les plus éclatantes de son zèle et de sa sollicitude pour les « intérêts de nos Thermes. Par ses rapports fréquents, elle « m'a signalé tout ce qui pouvait contribuer à la marche « régulière du service et à la bonne direction du personnel « actif. Elle a étudié avec le plus grand empressement tou- « tes les questions qui lui ont été soumises. Elle s'est mon- « trée, en un mot, digne de la confiance que mettent en elle « l'Administration des Thermes et le Gouvernement... »

L'expérience faite à Aix dès 1853 aura-t-elle convaincu ceux qui, tout en admettant la légitimité de notre système, voyaient des obstacles insurmontables à sa mise en action et doutaient qu'on recueillît jamais les fruits de cordialité confraternelle, d'émulation scientifique et de régularité administrative, contenus en germe dans ce principe fécond? Les intérêts particuliers s'élèveront-ils au-dessus d'appréhensions dont l'épreuve ne tarde pas à démontrer la vanité? Nous en avons l'espoir fondé. En effet, ce que la Société d'hydrologie tend si énergiquement à obtenir pour l'ensemble des eaux de France, notre organisation l'a réalisé pour une station particulière. Grouper d'abord les divers médecins de la même localité est le point de départ naturel de l'association générale; et nous ne savons si celle-ci portera tous ses fruits tant qu'elle ne se rattachera pas à ce premier et indispensable anneau. On est d'accord aujourd'hui sur la nécessité de l'intervention médicale, et, presque aussi unanimement, sur l'insuffisance d'une intervention non spéciale pour *formuler d'une manière complète le traitement hydrologique*. M. Durand-Fardel écrit : « Il n'est « point de matières auxquelles la plupart des praticiens se « trouvent plus étrangers qu'aux eaux minérales. » (Voyez aussi A. Maurin dans ses *Etudes sur Néris*, Pouget, de Royan, Cazaintre, etc.) L'opinion publique précède en ceci la législation. Mais si l'intervention médicale est déclarée obligatoire, cette mesure suppose rigoureusement l'absence de tout monopole avoué ou déguisé. Enfin, les inconvénients de l'inspectorat et leurs dimensions proportionnelles à l'importance de la station, sont de plus en plus reconnus. (Chrestien, etc.) Les Gouvernements peuvent tenir à conserver les places d'inspecteur comme un moyen de plus d'influence ministérielle ; mais l'institution est jugée par un mot du docteur Lersch, d'Aix-la-Chapelle, qui résume impartialement son vice radical et son unique compensation : « Souvent la période brillante d'un établissement balnéaire « arrive et disparaît avec son médecin... »

Nous ne connaissons pas exactement les bases proposées par la Société d'hydrologie de Paris pour la réglementation médicale des établissements de bains. Par des motifs respectables de délicatesse ou de prudence, son projet n'a pas reçu de publicité et n'a même pas été discuté ni en 1857, lors de sa présentation par M. Gerdy, ni le 24 décembre 1857, lors de la reprise de la question par M. Lhéritier, ni

le 18 janvier 1858, quand la Société s'en est purement ré-
férée à ses conclusions antérieures. Quoi qu'il en soit, nous
pensons, avec M. Durand-Fardel, que le meilleur règlement
sera celui qui fixera seulement les points dominants appli-
cables utilement partout et laissera les autres à l'arbitre
des administrations départementales, sous l'inspiration directe des besoins locaux. Bien diverses, en effet, seront les
exigences administratives et médicales, selon l'importance
économique des stations, le nombre des malades, l'énergie
et la variété des traitements, la population et les habitudes
locales.

Cet hommage rendu à une institution qui tend à la fois à
unir les cœurs par l'égalité des droits, à enrichir la science
par la mise en œuvre de toutes les capacités, à affermir la
marche administrative par la convergence des avis, nous
allons esquisser les traits les plus saillants de la *chronique* de
notre saison. Nous exposerons ensuite les données *statistiques* officielles de l'exercice échu. La relation du *service hospitalier* nous suggèrera quelques aperçus plus spécialement médicaux. Enfin, nous inspirant de la pensée tuté-
laire qui a fait de ce service le texte principal de nos Rapports annuels, nous donnerons quelques développements
sur la *bienfaisance* aux bains d'Aix.

La Saison de 1859 s'ouvre avec un amendement important
à nos *Salles de vapeur*. Leur aménagement est devenu indé-
pendant. Les tambours abaissés au niveau du sol rendent
plus complète la diffusion des vapeurs dans toute la pièce.
L'on peut mitiger à volonté le volume d'eau thermale, qui,
dans chacun des salons, jaillit en gerbes, et retombe en

cascades multipliées. En combinant ce secours avec celui d'une ventilation large et continue, on gradue facilement la température de l'atmosphère et sa saturation sulfureuse. Grâce à ces dispositions, nous comptons maintenant, indépendamment des *étuves* proprement dites, entre 40 et 45 degrés centigrades, trois différentes inhalations : celle purement *gazeuse* de Marlioz entre 20 et 24°, et les deux de *vapeurs thermales* d'Aix, l'une de 24 à 27, et l'autre de 26 à 32 : Allevard, le Vernet, le Mont-Dore.

Une première tentative a été faite à Aix en 1858 par M. Pichery, pour réaliser notre vœu d'un *gymnase médical* émis officiellement dès 1852. Lorsque l'achèvement prochain des nouvelles constructions permettra d'y consacrer une ou deux salles, les baigneurs utiliseront, sous nos yeux et près des douches et piscines, leurs moments d'attente ou de loisir, de la façon la plus propre à aider certaines cures.

Durant cette année, deux inspections hautement compétentes économiquement et scientifiquement, l'une de M. de Cavour lui-même, l'autre du docteur Lanza, ministre des finances, ont fourni à la Commission médicale la précieuse occasion d'aborder, oralement et sur place, diverses questions relatives à l'achèvement de nos Thermes, à l'embellissement de la ville et de la vallée, à la portée réellement nationale de cette station.

Mentionnons encore, comme une bonne fortune pour nos Thermes, la visite de plus de quatre-vingt-dix médecins et savants étrangers : MM. Parchappe, Le Bret, Patissier, Tardieu, Caffe, Labélonye, Guerin, Rater, Rotureau, Roussel, Itard-Gilbert, Fournet (de Paris) ; Berne, Desgualtières, Bienvenu, Grenard, Pistre, Mermet (de Lyon) ; Durand-Fardel (de Vichy) ; Genyeis, inspecteur d'Amélie-les-Bains ; Bourdel, de Lamalou ; Herpin (de Metz) ; Evrat (de Saint-

Robert); Négrier (d'Angers), Hervier, Nobis (de Rive-de-Giers); Dupraz (d'Évian); Dugied (de Dijon); Trabuc (de Marseille); Malan (de Genève); Wild (de Berne); Strange (de Naples); Raffineschi (de Smyrne); Tosini, Tommasi, Maroncelli, Paravicini, Botta (Italie); Ulmann (Berlin); Crellin (Londres); Tybajlo (Russie), Laure (d'Allevard), etc.

Nos Bains n'ont qu'à gagner à être vus de près par les hommes de l'art : des observations échangées entre nos visiteurs et nous, jaillira parfois l'idée d'une amélioration dont notre installation modèle serait encore susceptible. C'est à la suite de son passage à Aix, que M. Durand-Fardel fut amené à examiner, dans un article inséré au n° 17 de la *Gazette des Eaux*, *la position préférable pour recevoir la douche*. La note de M. Durand-Fardel demandait une réponse. Après avoir rectifié (n° 24 du même recueil) quelques erreurs de fait où était tombé notre honorable confrère, nous fîmes la description de nos *siéges*, ainsi que des *cadres horizontaux* garnis de claies (1) dont nous nous servons en certains cas. Dans la réplique dont il voulut bien honorer nos observations, M. D.-F. insista sur ce point qu'à Aix la session est la règle, l'horizontalité l'exception, tandis que, d'après lui, c'est l'inverse qui devrait avoir lieu. Ceci nous conduisait à examiner deux propositions : 1° Le relâchement absolu des muscles est-il la condition de l'efficacité d'une douche ? 2° Ce relâchement n'est-il point d'ordinaire (ainsi que le croit la Commission médicale d'Aix) obtenu au degré suffisant par le mode de session usité ici ?. C'est sur ces points, d'une portée pratique immédiate, que nous aurions désiré retenir M. D.-F. Mais sa

(1) Les couchiettes en tissus imperméables ont été abandonnées à cause d'inconvénients reconnus.

réponse roula sur le rôle local qu'assignerait à la plupart des douches la doctrine de la *spécialisation des eaux minérales*, doctrine complexe, que les remarquables travaux de M. D.-F. et de quelques autres ont jusqu'à présent plutôt posée que résolue, et sur laquelle nous reviendrons plus loin.

L'*Exposition nationale de Turin* a été, en 1858, l'occasion de travaux bien propres à faire connaître au loin les améliorations qui maintiennent Aix au premier rang des stations thermales. Ce sont la *collection des eaux minérales de la Savoie* et la *collection des sels, efflorescences, glairines et autres produits formés par l'action directe ou indirecte des Eaux d'Aix.* Déjà, en 1855, la Société médicale de Chambéry avait adressé à l'Exposition universelle de Paris une exhibition hydrominérale savoisienne, où figurait par nos soins les sources du bassin d'Aix, depuis nos eaux thermales sulfatées calcaires et sulphydriquées de *soufre* et d'*alun* (1), jusqu'à l'eau sulfureuse alcaline iodurée de *Marlioz*, et à la source magnésienne azotée de St-Simon, utilisée, depuis quelques années, en boisson et même sous

(1) Cette dénomination d'EAU D'ALUN a été blâmée par nos plus anciens auteurs, y compris Panthot en 1700, et plusieurs ont proposé de la remplacer par celle de : SOURCE ST-PAUL. Au sommet de la colline sous laquelle ont été pratiquées les magnifiques captations de l'eau d'alun, existait une chapelle à SAINT HIPPOLYTE (POLTE, POL, par abréviation patoise). Le cartulaire de St-Hugues (1393) dit : « Ecclesia Sti Sigismundi (St-Simon) propè aquas et ecclesia Sti Ypoliti, quæ aliquibus vocatur SAINT-PAUL, invicem sunt unitæ, et sunt de patronatu et præsentatione De Aquis... » Cette troisième paroisse d'Aix avait sa chapelle sur le n° 435 de la mappe, son cimetière au 434, sa cure et son jardin au 433 : ces nos correspondent actuellement à l'habitation de M. Dégallion fils. L'appui étymologique lui-même manquerait ainsi à la croyance populaire, attribuant à SAINT PAUL l'innocuité de nos serpents, qui ne sont, on le sait, que la COULEUVRE INNOCENTE.

forme de bains sédatifs. M. Charles Calloud, membre de la Société, avait rédigé ses recherches pour la vérification et le classement des échantillons. La Collection et le Rapport furent signalés par le docteur Le Bret à la Société d'hydrologie de Paris, « comme un modèle distingué à proposer au « zèle des corps savants ou des hommes que les progrès de « l'hydrologie intéressent. » Ce jugement doublement précieux, et par la Société savante devant laquelle il était rendu, et par la valeur personnelle de son rapporteur, fut confirmé par les suffrages du Jury international, et par ceux de la Société universelle d'encouragement des arts et industries de Londres.

En 1858, la Société médicale de Chambéry a repris et complété son travail de 1855. Le nombre des échantillons a été porté à 48. Une carte hydrominérale de la Savoie indiquait toutes nos sources avec les signes distinctifs de leur minéralisation et leur gisement respectif. En outre, M. Pichon, pharmacien à Aix, avait réuni : « 1° douze variétés de *glairines* recueillies dans nos deux sources thermales; 2° cinq autres variétés formées par leurs vapeurs; quelques produits de même provenance : du soufre en cristaux sublimé dans les galeries souterraines de l'eau d'alun, du soufre amorphe précipité obtenu pour la première fois par M. Pichon, en mars 1858, par la condensation des vapeurs de l'eau d'alun; de l'acide sulfurique étendu et de l'acide sulfurique pur par condensation des vapeurs de l'eau de soufre (Bonjean 1838); diverses sulfatisations, efflorescences et dépôts naturels formés par l'action de nos vapeurs sur la roche calcaire, pyriteuse, argileuse et sur divers métaux oxidables, et entre autres du soufre sublimé en beaux cristaux octaèdres et en prismes obliques à base rhombe, observés dans la source d'alun, par M. Pichon. (Catalogue

spécial et détaillé des objets envoyés à l'Exposition nationale
de Turin, en 1858, par les exposants de la Savoie.) Cet
appendice était, on le voit, la preuve palpable «d'un surcroît
de richesses dans les principes minéralisateurs de nos eaux,
résultat immédiat d'un sage aménagement.»

Un dosage fait, en juin 1858, au cabinet de chimie de la
Faculté de Médecine de Paris, par MM. Ossian Henry fils et
Bonjean, a donné pour dix litres :

Source de soufre : iode 0,000,486 ; brôme 0,000,210.

   »   d'alun :   »   0,003,782 ;   »   traces ;

   »   de Marlioz : »   0,001,944 ;   »   0,000,545 (1).

D'après les recherches auxquelles M. Calloud s'est livré
pour déterminer la place des eaux thermales d'Aix dans cette
collection, les sulfates de chaux et d'alumine qu'elles contiennent s'y rencontreraient *accidentellement*, et par suite
de la sulfatisation du calcaire alumineux dans leur parcours
caverneux au moyen de l'acide sulfurique provenant de la
conversion partielle des vapeurs sulphydriques. Nos eaux
seraient, comme toutes celles qui sourdent des terrains
crétacés, non altérés, essentiellement *alcalines*, bi-carbona-
tées terreuses ; et le *bi-carbonate de soude* qui a échappé
aux précédentes analyses, s'y rencontrerait dans une proportion de 7 à 9 décigrammes par 1,000 grammes. Cet élément alcalin tiendrait notre glairine en solution et à l'état
rudimentaire, et l'empêcherait de nous arriver à l'émer-
gence organisée et membraneuse. (Catalogue cité, et séance
de la Société médicale de Chambéry.)

Le 2 septembre dernier, la Société savoisienne d'histoire
et d'archéologie a tenu à Aix une assemblée générale sous

(1) Voir Écho médical (Neuchâtel). par MM. Cornaz et F. de Pury. 1er
juillet 1859.

la présidence de M. le professeur Rabut (1). Les honneurs
de la table de la présidence ont été faits à MM. Dupraz,
intendant, Brachet, syndic, docteur Caffe, Martelet (de
l'Ecole centrale des arts et manufactures), docteur Mottard,
(de St-Jean-de-Maurienne). MM. Despine et Duvernay
fils ont exhibé divers objets antiques, entre autres les échantillons des marbres employés par les Romains, à Aix, pour
leurs mosaïques et leurs revêtements balnéaires. Une partie
des fragments provenait des fouilles nécessitées par les constructions thermales actuelles.

Le docteur Louis Bouvier a présenté à la Société un in-4°
de 40 pages : *Brièves dissertations sur l'usage des bains
chauds, et principalement de ceux d'Aix en Savoye*, etc., *par
maistre Jean Panthot, docteur-médecin de l'université de
Montpellier, conseiller et médecin ordinaire du Roy, doïen du
collége de médecine de Lyon* (Lyon, 1700). Ce travail,
dédié à Fagon, n'est mentionné dans aucune bibliographie
aixienne; il a été découvert par le docteur Lacour, médecin
de l'hospice des aliénés de Lyon. Il n'est pas indiqué dans
la savante Histoire de l'Hôtel-Dieu de Lyon, par M. Pétrequin. Ce médecin, connu à la fois par son érudition et par
ses travaux spéciaux sur Aix, n'eût pas manqué de citer les
Brièves dissertations de Panthot, si elles n'avaient été complètement oubliées. Et cependant elles méritent une place,
non-seulement sur les rayons du bibliophile, mais même
dans l'histoire de nos Thermes, et jusqu'à un certain point
dans celle de la science hydrologique.

A l'époque où écrivait Panthot, la population buvait à
table l'eau d'alun refroidie dans les caves ou à la glace. Aix
possédait déjà un service régulier de doucheurs et porteurs,

(1) Voir le IIme volume des Mémoires de la Société.

et « l'on y voyait toutes les années une affluence de malades
et de curieux innombrable. Entre autres effets merveilleux
de la nature, l'on y considère particulièrement le cours de
ces fontaines salutaires qui n'a possible point été interrompu
depuis le commencement du monde, et ne cesse de fournir
une très grande quantité d'eau d'une chaleur excessive,
chargée d'un soufre pénétrant, que l'on voit surnager dans
les réservoirs par petits pelotons, et se décharger entre deux
montagnes, pour former un lac de quatre à cinq lieues de long,
une de large, *et l'on y pêche de très-excellens poissons.* » (Sic).

Panthot veut qu'on emploie la matinée à la boisson minérale qui constituait ici, déjà anciennement, — contre l'opinion généralement accréditée, — un mode important d'emploi de nos eaux. « Le principal repas étant à onze heures,
tout le plus tard, on ira à la douche, trois heures après le
midy, sans entrer dans le *bouillon,* » dont il paraît qu'on
avait fait à tort la préparation banale et indispensable à la
douche. « Pour recevoir celle-cy dans toutes les circonstances
nécessaires, on bouche la gargoville avec de la paille, on
remplit le bassin pour s'y asseoir, tremper jusqu'au nombril
et y demeurer un petit *miserere* tout au plus. » — « L'occasion d'aller souvent à la douche est celle de guérir plus parfaitement, »... d'où, la convénance de peu suer, afin de
pouvoir, sans exciter l'altération et la fièvre, réitérer le
moyen. « A cinq heures du soir, on soupera légèrement ;
on trempera extrêmement le vin, et si l'on peut se réduire à
la tisane, elle convient mieux que le vin en ce cas particulier. Et à neuf heures du soir, on retournera à la douche,
qui est la bonne et la plus utile ; car l'on conserve pendant
la nuit cet esprit balsamique que l'on dissipe pendant le
jour, quand on est levé et qu'on agit... » Panthot éprou-
vait donc le besoin de combattre la tendance du public vers

2

les sueurs exagérées. « Le malade aime à suer » a dit aphoristiquement notre confrère Davat. Il ne prisait pas ces sudations excessives que les bains russes, les vapeurs artificielles, etc., amènent aussi bien que les eaux thermales, et sans produire les mêmes bons effets; il voulait agir par l'*absorption minérale*, dont son époque contredisait encore la possibilité. Et il prescrit de prendre une ou deux douches par jour, particulièrement celle de neuf heures du soir, à laquelle il attribue sa propre guérison d'une hémiplégie en dix jours. Cette répétition avait sans doute d'autant moins d'inconvénients, qu'elle s'accomplissait dans des conditions spéciales de brièveté de durée, de modération dans les réactions, et de sustentation de l'économie au moyen du repas qui avait précédé.

Au même jour et au même instant où la Société d'Archéologie saluait à Aix l'intéressante exhumation du docteur Lacour, M. Evrat, médecin des aliénés de l'Isère, armé de documents fournis aussi par le docteur Lacour, maintenait et proclamait définitivement, par devant le congrès d'Auxerre, la part de mérite et de gloire due au docteur DAQUIN (de Chambéry), dans la réforme de la médecine aliéniste. Nous avons saisi avec empressement cette occasion de rapprocher devant la Société d'Archéologie les deux services rendus à la science savoisienne par notre confrère de Lyon. Car, si quelques Sociétés savantes et divers organes de de la presse médicale ont surtout retenu de notre *Notice biographique sur Daquin* (1) ce qui avait trait à la publication, en 1791, de la *Philosophie de la folie,* Daquin n'est pas moins digne de mémoire et de reconnaissance pour ses doctes et pratiques écrits de 1773 et 1808, sur les eaux d'Aix. (V. pages 5 à 9 de notre Notice.) Lorsque le Roi

(1) Chambéry, 1852, MÉMOIRES DE L'ACADÉMIE DE SAVOIE, 2e sie, t. 2.

Victor-Amé III voulut doter Aix d'un grand Établissement thermal, Daquin fut naturellement appelé à faire partie du Comité d'étude des plans. Aidé de ses savantes inspirations et des conseils expérimentés du docteur Desmaisons (1), médecin inspecteur de nos Thermes, Robilante nous eût donné, dès 1780, ce que l'Empire français songeait à accomplir en 1810 avec une dépense de 880,000 livres, ce que les bains nouveaux réaliseront plus parfaitement sans doute qu'on ne l'eût pu faire alors, en ce qui concerne l'aménagement et l'installation, mais sans pouvoir retrouver dans les conditions actuelles l'indépendance, l'harmonie et l'unité des conceptions architecturales de 1810 et de 1775. Malheureusement, la jalousie qui animait alors la métropole contre la Savoie, ne permit pas l'exécution d'un projet si avantageux à notre pays : écourté par l'administration des finances, il n'en subsista que les sections appréciées encore aujourd'hui du Centre et de l'Enfer. Et Daquin eut le déplaisir d'entendre répondre à ses observations : « Si l'on met tant de viande au pot, qui paiera le bouillon ? »

Après la discussion amenée par la communication du docteur Bouvier, un membre a proposé de dresser une BIBLIOGRAPHIE AIXIENNE aussi complète que possible. Cette bibliographie est près de paraître, et l'année qui nous occupe lui aura fourni sa page. Indépendamment de la résurrection de Panthot et des publications que nous avons occasion de citer dans ce Rapport, 1858 a vu éditer deux utiles opuscules du docteur Despine (*Indicateur médical et topographique* pour 1858, et *The baths of Aix in Savoj*); les *Matinées d'Aix*, que Mme de Solms a fait paraître hebdomadairement ; le *Vade mecum du baigneur et du touriste aux bains d'Aix* ,

(1) Le père de M. le baron DESMAISONS, attaché au ministère des affaires étrangères de l'empire de Russie.

guide spécial pour les promenades des environs ; *Savoie et
Piémont, causeries franco-italiennes*, par F. Platel, l'*Etienne
Pall* des *Échos de Hombourg*. Ce dernier ouvrage, dont la
portée, dissimulée sous une forme incisive et légère, est allée
se dévoilant dès son apparition au fur et mesure des événe-
ments (1), doit être mentionné ici pour la part faite à Aix
par l'écrivain, dans ses études sur les hommes et les choses
de notre pays. Signalons encore une *Note de M. Allmer sur
deux inscriptions votives en l'honneur de la déesse Bormo,
protectrice, à l'époque romaine, des eaux thermales d'Aix en
Savoie.* (Revue du Lyonnais, juin 1859.)

Sous le titre de : *Description géologique des environs d'Aix,*
M. L. Pillet, secrétaire-adjoint de l'Académie royale de
Savoie, a publié la monographie de notre vallée. Il indique
aux amateurs les promenades qu'ils auront à préférer pour
recueillir les fossiles caractéristiques de chaque terrain, dont
il a exposé, pour la première fois, une série complète. Il si-
gnale aux curieux d'intéressantes excursions aux sables
aurifères du Chéran et de la grotte de Bange, aux lignites
de Sonnaz, aux érosions pluviales du Biolay, objet d'une
description spéciale publiée par le même géologue il y a
quelques années. Je dois mentionner une explication nouvelle de la thermalité des eaux d'Aix. L'auteur indique dans
ses *coupes* un vaste syphon de 4 kilomètres de profondeur
entre Aix et Nivollet, syphon par lequel nos sources vont
chercher leurs températures et leurs éléments minéralisateurs jusque dans les entrailles de la terre. — La *Géologie et
Minéralogie de la Savoie,* par M. G. Mortillet (4me volume

(1) Voici la DEMI-CONCLUSION écrite en mai 1858, à la fin des CAUSERIES :
« Bientôt, peut-être , Français et Sardes remettront ensemble LA MAIN A LA
BESOGNE, selon l'expression du maréchal Canrobert, à Aix en Savoie. Demain
peut-être, sous le poids d'une alliance sarde, russe et française, tomberont
en Italie, l'Autriche, LA DOMINATION, et l'Angleterre, LA RÉVOLUTION. »

des Annales de la Chambre royale d'agriculture et de commerce de Chambéry, 1858), embrasse la Savoie tout entière, et résume tout ce qui a été publié jusqu'à ce jour sur la géologie de notre pays. L'auteur y ajoute de nombreuses observations personnelles, et en fait ainsi un manuel complet au niveau de l'état actuel de la science.

Après la séance, la Société a visité les principaux monuments d'Aix : les honneurs des grottes thermales, illuminées *a giorno* par une prévenante attention de M. le chevalier Dupraz, furent faits par M. l'ingénieur J. François, qui a trouvé dans les remarquables travaux de cette captation l'un de ses plus beaux succès. Au vieux Château d'Aix et au Temple de Diane, la plus cordiale hospitalité attendait nos hôtes de la part du marquis d'Aix, propriétaire de ces restes célèbres; et la compagnie put acclamer son intention de dégager l'intérieur et les abords du Temple des superfétations qui l'obstruent, afin d'y installer un *Musée aixien*.

STATISTIQUE DES OPÉRATIONS THERMALES EN 1858.

(Voir le tableau à la fin).

Dans un Rapport présenté au Ministre de l'intérieur, au commencement de 1859, M. le Commissaire royal des Bains d'Aix, remontant jusqu'aux deux dernières années de la ferme résiliée à la fin de 1855, a exposé leurs résultats statistiques comparativement avec ceux des trois années écoulées depuis le retour à la régie.

ANNÉES	TOTAL des visiteurs.	BAIGNEURS INSCRITS :					RECETTES
		Gratis.	Prix réduits	Tot. bienf.	Payants.	Total.	
1854	3460	96	«	?	1433 ?	1529	53,212 f
1855	4069	130	51	181	1627	1808	64,038
1856	4154	213	201	414	2027	2441	79,470
1857	5331	329	255	584	2006	2590	94,942
1858	5315	319	333	652	2140	2792	89,023

Le maximum des visiteurs et des recettes se place, en 1857, c'est-à-dire à la deuxième année après la résiliation du bail à ferme. L'année 1858 offre un temps d'arrêt pour le nombre, et un amoindrissement de 5,919 francs dans les recettes. Ceux qui ont cru voir dans cette différence, d'un vingtième environ, un indice menaçant, n'ont pas réfléchi que 1858 présente 1,246 visiteurs, 1,016 baigneurs, et 24,885 francs de plus que la dernière année de la ferme. Ils méconnaissent les causes générales qui, en 1858, ont fait jeter un cri d'alarme dans toutes les Eaux de France, excepté dans les deux stations favorisées par la présence de l'Empereur et de l'Impératrice. « Il y a plainte générale sur toute la ligne de l'hydrologie. La Saison a été moins bonne que la précédente... Ce n'est pas la quantité, c'est la qualité qui a baissé!... » *(Gazette des Eaux)*. On ne peut douter que la crise financière et l'inquiétude qui pèsent sur la France dès l'attentat du 15 janvier, n'aient été la cause principale du fait observé à Aix. En effet, notre déficit est de provenance exclusivement française. En 1857, sur 5,335 visiteurs, il y a 3,730 Français, 392 Sardes, 1,209 autres étrangers ; en 1858, sur 5,315, il y a 3,126 Français, 445 Sardes, 1,744 autres étrangers. Ainsi, en 1858, le total restant sensiblement le même qu'en 1857, nous avons eu 604 visiteurs français (un sixième) de moins, tandis que les autres nations, notamment l'Allemagne, la Russie et l'Amérique offraient une augmentation d'un tiers. De sorte que, si l'élément français avait pu suivre à nos Bains, l'année dernière, la même progression que les autres pays, nous aurions compté 6,500 visiteurs.

Toutefois il y a eu, l'été passé, une autre cause de la diminution des recettes à l'Établissement : ç'a été la température étrangement modérée et plutôt fraîche de tout le mois de juillet. C'est en effet durant ce mois que les encaissements ont perdu leur avantage soutenu jusque là sur les mêmes époques de la saison précédente. Cette condition atmosphérique dispensait des moyens destinés à tempérer l'excitation thermale, et portait malades et médecins à insister sur les opérations plus énergiques. Et les 5,919 francs de différence se retrouvent presque entièrement sur le produit particulier des *bains et piscines*, qui a été de 5,108 francs moindre qu'en 1857.

On a paru s'émouvoir aussi de la proportion augmentée des baigneurs admis à titre bienfaisant. Il faut en ceci faire la part du dernier règlement ministériel, qui donne une extension si généreuse à la *réduction de taxe* : ce sont ces réductions et non les exemptions qui ont augmenté de nombre. D'un autre côté, les nouvelles voies de communication, par l'économie d'argent, et surtout de temps, qu'elles procurent, mettent les Eaux à la portée du grand nombre, les *démocratisent*, comme on l'a dit, tandis que les classes riches qui n'avaient pas attendu les chemins de fer pour aller aux Eaux, n'en usent que pour chercher plus loin ce qu'elles prenaient plus près d'elles.

Une autre influence inévitable des voies ferrées, c'est la regrettable abréviation de la moyenne du séjour. Elle s'observe partout ; mais elle est surtout fâcheuse dans les stations où le traitement tend à devenir nuisible, lorsqu'il n'aboutit pas à une crise complète, et que ces ébauches de cure introduisent dans l'économie, comme l'a fort bien dit le docteur Gerdy, une assuéfaction prématurée au remède. C'était déjà chose pitoyable que ce terme banal, cette *saison de 20 jours*, mathématiquement imposée, n'importe le genre et la date du mal, n'importe le tempérament et la constitution. Et l'on voyait quelques médecins invoquer à l'appui de la formule

vulgaire, une saturation prédéterminée à heure fixe. Aujour-
d'hui nous entendons certains baigneurs, s'imaginant sans
doute que la médecine hydrologique a trouvé le secret
d'exalter ses vapeurs jusqu'à *grande vitesse*, nous annoncer
qu'ils n'ont que huit jours à mettre à notre disposition !...

Telle est incontestablement l'influence des chemins de fer ;
mais les classes moyennes se réjouissent d'une révolution
qui rapproche d'elles des moyens longtemps réservés à la
fortune et aux loisirs. C'est d'ailleurs aux chemins de fer
que les stations thermales devront ces *circulations à prix
réduit, ces trains de plaisir*, organisés par les Compagnies
allemandes et hollandaises : espérons que celle du Victor-
Emmanuel, éclairée une fois sur la solidarité de ses intérêts
et des nôtres, les imitera en faveur des Thermes savoisiens !

Quoi qu'il en soit, la proportion entre le nombre total de
nos visiteurs et celui des malades, accusée par la différence
entre le chiffre des *listes* et celui des *inscriptions* aux Bains,
a continué d'être, dès bien des années, la même, environ de
moitié, en 1857 et 58, comme en 1854 et 55.

« Le produit des recettes des Bains ne représente qu'environ le 25me de la dépense que l'étranger fait pendant son
séjour à Aix et son passage en Savoie : c'est donc près de
deux millions que les Eaux d'Aix procurent annuellement à
la Savoie. » On ne peut douter que cette province ne fut
dans l'impossibilité de payer l'impôt sans Aix et Chamonix.
Aussi le Conseil divisionnaire, dans sa session dè novembre
dernier, formulait-il à l'unanimité « le vœu de voir le Pouvoir exécutif hâter l'exécution des travaux entrepris à l'Établissement thermal d'Aix.... et il priait instamment le Gouvernement de veiller avec une active et bienveillante sollicitude aux intérêts des Thermes d'Aix, si intimement liés à la
prospérité de notre pays. » En joignant aux dépenses faites

jusqu'à ce jour la somme nécessaire pour les rendre pro-
ductives, pour mettre en complet état de service l'Établissement Victor-Emmanuel, et pour le doter de piscines en
rapport avec le volume exceptionnel de nos sources, on
arrive à peine au chiffre consacré aux Bains d'Acqui, en
Piémont (1). Or, Acqui ne produit qu'un déplacement tout
intérieur de numéraire, tandis que Aix compte, sur 100 visiteurs, 64 Français, 28 autres étrangers, et seulement 8
sujets sardes. Aix est donc, économiquement parlant, une
vraie machine à importer le numéraire. Le Gouvernement
continuera de seconder, dans l'intérêt général, une localité
qui n'a jamais reculé devant les sacrifices et les efforts publics et particuliers. (Voir le Rapport de 1856, par M.
Veyrat.)

CLINIQUE DE L'HOSPICE D'AIX.

Dans une station thermale où dix médecins se partagent
la clientèle, le mouvement général des baigneurs ne peut
fournir que des chiffres administratifs et économiques. Et
notre Règlement à prévu que l'hospice ferait en réalité le
sujet de la partie médicale de la statistique. Mais il ne serait
même pas aisé d'appliquer la même mesure critique aux
deux salles hospitalières, dont une seulement est sous la direction absolue du président, tandis que l'autre est confiée
au vice-président. Comme d'un autre côté, le traitement
hydrominéral, et dans des maladies chroniques, ne donne
pas habituellement des résultats sensibles et compa-

(1) Un million 264 mille livres, d'après l'important exposé ministériel qui
précède le projet de loi du 28 février 1856.

rables au bout d'une seule saison, il nous a paru, à mon honorable collègue et à moi, plus fructueux de garder chacun la même salle durant nos deux années de service hospitalier, afin d'avoir ainsi l'avantage d'observer à deux reprises un certain nombre de nos malades. Je présente donc d'une part le tableau numérique des deux salles (hommes et femmes) en 1858, et d'autre part, celui de la salle des hommes durant les deux Saisons de 1857-58. C'est sur ce dernier tableau et sur l'ensemble de ma pratique, que se baseront mes corollaires.

MOUVEMENT DE L'HOSPICE D'AIX.

GENRE DES MALADIES	1858			1857-58		
	Hom.	Fem.	Total.	Hom.	Amél.	Stat res
Rhumatisme général.	2	10	12	10	6	4
« viscéral (dyspepsie)	1	1	2	1	1	«
« « et musculaire.	2	5	7	2	2	«
« « et articulaire.	4	8	12	6	6	«
« articulaire général.	7	«	7	7	7	«
« « des grses artics	2	«	2	3	3	«
« « des petes artics	2	«	2	4	3	1
« « du genou seul.	«	1	1	3	3	«
« « gommeux.	1	2	3	2	2	«
« nerveux sciatique.	8	4	12	12	9	3
« « bracchial.	«	2	2	«	«	«
« « amaurose.	1	«	1	1	1	«
« Musculaire lumbago.	2	2	4	5	3	2
« « torticolis.	1	1	2	1	1	«
TOTAL :	33	36	69	57	47	10
Lymphatiqs des articuls hydarthrses	1	«	1	2	1	1
« « coxalgies.	5	4	9	9	7	2
« « ankiloses.	5	«	5	7	5	2
« « tumeurs bl.	4	7	11	5	5	«
« « mal de Pott.	1	«	1	4	3	1
« os et périoste (nécr. ulc.)	3	«	3	6	5	1
« glandes, ulcères.	1	«	1	4	4	«
« tubercules poly-viscèr.	1	«	1	1	1	«
« chlorose.	«	1	1	«	«	«
TOTAL.	21	12	33	38	31	7

GENRE DES MALADIES	1858			1857-58		
	Hom.	Fem.	Total.	Hom.	Amél.	Statres
Catarrhes : Bronchites.	1	1	2	2	2	«
« Laryngites.	1	«	1	1	1	«
TOTAL.	2	1	3	3	3	«
Syphilis.	2	«	2	2	2	«
Paralysies nerveuses générales.	4	?	4	4	3	1
« « paraplégies.	4	?	4	6	5	1
« « hémiplégies.	2	?	2	3	2	1
« rhumatism. parapl.	3	?	?	6	4	2
« traumatiques bracchiale.	«	?	?	1	1	«
« « parapl.	«	?	?	1	1	«
TOTAL.	13	7	20	21	16	5
Dermatoses : Herpés.	1	«	1	1	1	«
« Prurigo.	1	1	2	1	1	«
« Eczema.	3	2	5	6	5	1
« Variole.	1	«	1	1	1	«
TOTAL.	6	3	9	9	8	1
Diverses Traumatiques.	3	«	3	8	7	1
« Cachexies paludéennes.	2	«	2	2	2	«
« Aura periodica.	1	«	1	1	1	«
TOTAL GÉNÉRAL.	83	59	142	138	116	24

Rhumatisme.

Notre tableau donne 93 rhumatismes sur 198 malades :
en reprenant dans les *paralysies* celles qui n'ont pas d'autre
cause, dans les *affections cutanées* celles qui alternaient
avec des douleurs rhumatoïdes, nous pouvons, sans exagérer
accorder au rhumatisme la moitié de notre statistique.
Nos eaux sont là dans leur *spécialité* (1) : elles ont droit
de revendiquer pour leur part les rhumatismes, qu'ils
soient *simples*, *diathésiques* ou *cum materiâ* : ceux que le
docteur Durand-Fardel attribue au Mont-Dore, et même
ceux pour lesquels il ne trouve pas suffisante une thermalité
heureuse, une sulfuration modérée, et qui réclament, selon

(1) V. Une Cure aux Bains d'Aix, par le docteur Lombard, de Genève.

lui, les Eaux de la Bourboule, ou celles de la mer. Tous, en effet, même après avoir résisté aux vapeurs artificielles des grandes villes et à des eaux naturelles plus minéralisées que les nôtres, mais moins bien douées, comme thermalité, comme volume, comme mode d'emploi, tous, grâce à notre installation si ingénieusement variée, trouvent à Aix soulagement ou guérison.

Chez 25 rhumatisants sur 77, soit environ un tiers, nous avons constaté quelque complicité du côté du *cœur*. Nous ne sommes pas autorisé à attribuer le *summum* de cette coïncidence à une forme rhumatismale plutôt qu'à une autre.

Bien que notre tableau ne relate que deux cas spéciaux de *dyspepsie*, nous l'observons assez souvent parmi nos baigneurs; et les succès obtenus ici, sous ce rapport, surviennent ordinairement dans les conditions requises par M. Durand-Fardel, c'est-à-dire sous la dépendance d'une diathèse ressortant de la médication sulfureuse. L'une des dyspepsies citées par nous, et une seconde qui figure parmi les sciatiques, alternaient avec d'autres localisations du rhumatisme, et ont été grandement soulagées.

Dans une *amaurose* bien nettement rhumatique, nous avons obtenu une amélioration encourageante et la suspension complète des douleurs qui l'accompagnaient. C'est en ce sens seulement, et nullement comme modificateur local ou spécial, que nous admettons, avec le docteur Pétrequin, l'utilité des eaux d'Aix *dans les maladies des yeux*. Il ne nous a pas été donné d'observer l'*amblyopie thermale* signalée par cet éminent auteur. Lorsque parfois nous avions cru la reconnaître, un examen et un interrogatoire plus approfondis nous ont toujours démontré qu'il s'agissait de la réapparition d'une affection déjà éprouvée, et *ravivée*, selon l'expres-

sion de Baumés; ou bien d'une congestion céphalique ordinaire.

Nous avons observé un cas bien caractérisé du *vertige
rhumatismal* si exactement décrit par le docteur A. Sovet.
(V. nᵒˢ 23 et 24 de la *France médicale*, publiée par le docteur
Félix Roubaud, inspecteur des Eaux de Pougues.)

Sur 12 *sciatiques* toutes externes, nous en avons noté 2
doubles, 6 à droite, 4 à gauche. Aucune n'était névralgique
pure. Parmi les deux restées stationnaires, l'une a paru
s'être développée sous l'abus du vin : cette cause aggraverait
généralement le pronostic, ainsi que le docteur Baumés nous
le signalait en interrogeant notre malade, et comme Panthot
l'a écrit des paralysies et des tremblements. Dans un autre
cas, nous n'avons obtenu l'apaisement d'une exacerbation
nocturne très caractérisée qu'avec l'*iodure de potassium*. S'il
faut en croire le malade, les eaux n'auraient pourtant pas
ici réveillé une diathèse syphilitique. — L'iodure de potassium aurait-il une action élective sur les douleurs nocturnes
même non vénériennes ?

Après le nerf sciatique, aucun n'est plus exposé au rhumatisme que le *bracchial.*

Le *rhumatisme utérin* a été de nos jours l'objet d'études re-
commandables. En nous associant aux critiques provoquées
par l'abus des cautérisations, nous étendons souvent notre réserve à l'hydriatrie locale. Si l'on est parfois obligé d'accorder
celle-ci aux préoccupations des malades fort localisatrices à
cet endroit, nous voyons avec la majorité de la Société d'hydrologie, que « la médication par les Eaux minérales n'a
« en soi rien de spécial dans les affections utérines, et qu'il
« faut surtout y voir l'action générale. Entendue ainsi, elle
« est un adjuvant précieux, le plus puissant de tous. » Mais
l'emploi local est facilement plus nuisible qu'utile. « Si

« quelques Eaux font exception, ce sont celles qui, par la
« faiblesse de leur minéralisation, et par des propriétés pour
« ainsi dire négatives, sont sans action locale, ou n'en
« ont qu'une très peu prononcée. » Aussi le docteur
Bertier a-t-il justement rapporté nos succès en ce genre à
notre bonne installation hydrothérapique. Nous comprenons
la spécialisation des Eaux, eu égard à la nature des maladies;
mais nous ne saurions vraiment l'accepter quant à leur
siége.

Lymphatisme; Chlorose; Ozène; —— Spécialisation.

Voici, après le rhumatisme, la classe la plus largement
représentée à Aix : un peu plus d'un quart. Le public et les
médecins font-ils ici fausse route? Et le lymphatisme doit-il
relever exclusivement des eaux chlorurées sodiques : en
Savoie, de nos puissantes eaux de Salins (1), comme en
France, de la Bourboule et de Bourbonne ?—Nous ferons ici
notre profession de foi touchant la *spécialisation* des eaux
minérales.

Plusieurs, avec M. Durand-Fardel, placent là le progrès,
l'avenir de la médecine hydrologique : « Si elle est restée
jusqu'à présent à peu près stationnaire, c'est que chaque
médecin a prétendu guérir toutes les maladies avec la même
source; et nous avancerons, lorsque chacun se contentera
de faire ce qu'il fait mieux que les autres. » Sans doute, il

(1) Nos sources de Salins en Tarentaise contiennent 10 grammes de
chlorure de sodium par litre, 17 grammes de divers sels anhydres ensemble,
à une température de 35 à 41 centigrades. (Voir les publications du docteur
Savoyen et du docteur Trésal.)

naît une regrettable confusion de la prétention de tous à tout traiter; et cette prétention n'est point le lot exclusif de quelques praticiens isolés dans l'atmosphère de leur source; on l'a vu se produire au sein de la Société d'hydrologie, cet hiver encore, à la huitième année de ses discussions souvent savantes, toujours instructives. Et ce qu'il y a eu de plus piquant, ç'a été de voir certains orateurs accepter d'abord la spécialisation *au favorable*, et se retrancher ensuite dans la multiplicité des ingrédients chimiques de leur source, pour lui attribuer juridiction quasi-universelle sans déroger à l'analyse. Nous comprenons ces contradictions : elles se basent sur l'insuffisance de la notion chimique en médecine hydrologique. Mais nous reprochons à ceux qui s'y laissent choir, de trop accorder d'abord à un principe, qu'au nom de leur expérience ils viennent ensuite amoindrir.

Ne confondons point la spécialité et la spécificité. Ne nous donnons pas le facile plaisir de forcer les expressions d'un auteur, pour en avoir ensuite raison tout à notre aise. D'une manière générale, nous admettrons, par exemple, que les eaux chlorurées sodiques sont les plus aptes à la guérison des scrofules; mais nous voudrions un sens moins absolu à cette proposition : 1° Une diathèse, si spécifique soit-elle, peut être combattue par divers moyens, et en agissant sur tel ou tel système ou appareil. 2° Auprès de toute eau minérale active, la guérison peut survenir par un mouvement général de rénovation imprimé aux organes et à leurs fonctions. 3° Il y a, le plus ordinairement, complication et entrelacement de plusieurs diathèses : l'affection lymphatique, par exemple, aura passé à l'état morbide, sous l'influence d'un rhumatisme, d'un engouement catarrhal, d'une dyspepsie, d'une chlorose; et elle relèvera ainsi des eaux sulfureuses, ou alcalines, ou ferrugineuses. En somme, la

spécialisation devra dériver du tempérament et de la constitution du malade, de l'installation et de la topographie de la
localité thermale, autant que de l'*espèce morbide* : elle sera
souvent plus individuelle que nosologique, clinique plus que
chimique, et ressortira en définitive du tact médical plus
que de règles préétablies.

La spécialisation, ainsi entendue, substitue une notion
scientifique et saine au non sens de la *supériorité absolue* de
telle eau sur telles autres. A mesure qu'elle se dégagera plus
nette, et plus féconde de sa lutte salutaire avec les hésitations
assez nombreuses et les oppositions plus rares qui l'entou-
rent actuellement, elle contribuera sans doute pour une
large part au progrès si désirable de l'hydrologie médicale.
Mais quel que soit l'avenir qui l'attend, nous constatons, avec
un regret partagé sans doute par son promoteur, que l'abus
a ici précédé l'usage. Tandis que des mains imprudentes
faussaient le principe par une dilatation forcée, un nouveau
genre de chantage naissait de cette idée encore au berceau.
Et l'on a pu voir, depuis une ou deux années, quelques médecins, abandonnant, par une agile évolution, le système
usé de la source-panacée, s'embusquer résolument derrière
une ou deux spécialisations souvent arbitraires, contradic-
toires même, d'autant plus assurés de voir certains malades
tomber dans leurs filets, qu'ils écartaient les autres d'un air
plus scientifiquement désintéressé.

Aix agit sur certaines formes du vice lymphatique d'une
façon plus sûre parfois et plus rapide que dans certains rhumatismes et certaines dermatoses, où son étiquette chimique
lui donnerait droit de spécialité. Lorsque la diathèse, portée
sur les articulations, réclame une mouvementation intelligente, telle que nos doucheurs la fournissent presque seuls;
lorsque le sujet, jeune encore et vigoureux, peut être

partie active dans son traitement, et faire de la gymnastique dans le milieu minéral de nos piscines; quand encore le rhumatisme compliquera l'état lymphathique; lors enfin que l'organisme trop irritable ne saurait, sans éprouver de l'insomnie, de l'altération, de l'anoréxie, aborder efficacement les eaux salines fortes : alors nos confrères peuvent compter sur Aix, autant et plus que sur telle eau antilymphatique chimiquement, mais moins spécialisée par ses moyens d'application.

Le jeune M..., d'Annemasse, entré à l'hospice le 8 septembre, 30 ans, constitution plutôt forte, tempérament sanguin-lymphatique, présente une tumeur blanche, développée au coude gauche depuis deux mois, sans cause occasionnelle bien démontrée. Enrayée par le traitement du docteur Dufresne, médecin de l'hôpital Plain-Palais, à Genève, elle offre encore de la chaleur, une enflure assez considérable, une ankilose presque complète, et, chose assez singulière vu la date du mal, une atrophie sensible de l'épaule et du bras qu'il faut soutenir dans une écharpe. Vingt-huit douches de vapeur locale, la pommade iodurée et un bandage compressif en flanelle, ont suffi, sinon pour réduire absolument l'ankilose, du moins pour restituer à l'articulation la bonne moitié de ses mouvements, et *faire cesser toute fluxion douloureuse*. De tels résultats, dans des circonstances où le mal est encore à l'état subaigu, sont faits pour nous confirmer dans l'opinion généralement admise ici, contrairement à l'assertion dychotomique trop absolue du docteur Patissier, sur les propriétés excitantes de nos eaux, que nos vapeurs sont *hyposthénisantes* (1).

(1) La dychotomie en thérapeutique, en thérapeutique hydro-minérale surtout, nous a toujours semblé une doctrine stérile et le lit de Procuste

Les eaux d'Aix ne sont pas fortement minéralisées ; c'est peut-être d'elles que M. Gerdy a voulu parler, quand il a dit : « Telle source, qui, administrée en douches puissan-« tes et d'une haute température, *produit des résultats re-* « *marquables dans la scrofule*, ne produirait que fort peu « de chose, et peut-être rien parfois, si elle était employée « seulement en bains tièdes. » En face de deux exagé-rations peu conciliables au premier abord, nous faisons une double réserve. Car qui peut le plus, peut le moins. Et nos douches sont en cas de besoin si puissantes, parce que, comme nous l'avons écrit ailleurs, elles sont l'ins-trument le plus malléable, le plus docile dans la main qui les connaît.

Parmi les maladies que nos eaux guérissent souvent, et qui se rattachent parfois au vice lymphatique, nous avons placé la *chlorose*. Les sulfureux facilitent l'assimi-tation du fer ; ou plutôt, le fer n'agit pas dans la chlorose par assimilation, mais bien par une action dynamique spéciale qu'il partage avec le soufre et d'autres médicaments encore. (Trousseau, Académie impériale de médecine, 26 avril 1859.) Parfois aussi, nos piscines, en activant le jeu des muscles lombaires et pelviens, nos douches, en augmentant la circulation nerveuse et sanguine de ce côté, agissent ici à la façon de l'équitation et de certains plaisirs. On sait, au reste, que la chlorose ne dépend pas d'une condition unique, et qu'elle peut ainsi guérir par des moyens très différents.

Nous avons obtenu de bons résultats dans l'*ozène*, soit

de notre art. En ce qui concerne les affections lymphatiques, nous la repoussons plus vivement encore, et nous nous rallions pleinement aux sa-vantes considérations développées par le docteur Sée, à la séance du 6 dé-cembre dernier de la Société d'hydrologie.

par les détersions locales, soit par dérivation cutanée, soit par l'amendement de la disposition catarrhale concomitante ou de la constitution générale. Mais pas plus que M. Sée et que M. Gerdy, nous ne croyons le malade à l'abri de récidives, s'il n'a séjourné longuement et à plusieurs reprises, et s'il a négligé de joindre l'huile de foie de morue à la boisson sulfureuse-iodurée de Challes et de Marlioz.

Catarrhes; Maladies des voies respiratoires. — Inhalation de Marlioz.

Après les mémorables discussions provoquées au sein de la Société d'hydrologie par la lecture des savants Mémoires de M. Patissier, le Nestor de la médecine des eaux, et du docteur Brian, il serait oiseux de plaider l'utilité des sources sulfureuses en général dans les affections des voies respiratoires. Qu'elles agissent indirectement sur le tubercule parce qu'elles sont antilymphatiques et anticatarrhales, et parce que l'élément catarrhal est l'inévitable compagnon du second degré (Rotureau); qu'elles procèdent par avivement et parce que les remèdes un peu actifs sont en certains cas les meilleurs adoucissants (Bordeu, Andrieu, etc.); qu'en dehors de cette stimulation, elles opèrent une vraie *substitution spécifique*, comme le voudrait le docteur Darralde au profit des Eaux-Bonnes ; il est acquis 1° que, par ces divers procédés ensemble, ou plus particulièrement par tel ou tel d'entre eux, les eaux sulfureuses peuvent *toutes* servir dans les maladies des voies aériennes, quelle que soit la nature de la maladie, et à peu près quel qu'en soit le degré; 2° le choix à faire entre elles est surtout une question d'individualité; 3° leur efficacité est particulièrement appréciable chez les sujets lymphatiques.

Nous inclinons à attribuer au tact diagnostique et au

mode de formuler du docteur Darralde, la totalité ou la majeure partie de ce qu'il y a de réel dans la *spécificité des. Eaux-Bonnes*. En ce qui concerne Aix, nous avons vu nos vapeurs calmer des accès d'asthme comme par enchantement, soulager des phthysiques parvenus au dernier degré et destinés à succomber l'hiver suivant à Nice, au Vernet ou à Amélie-les-Bains. Nous les avons vus donner toute une saison de répis à des catarrhes séniles avec débilitation profonde, susceptibilité désespérante, et résistance à certains établissements *spéciaux*. Aussi, nous le disons avec confiance, toute maladie chronique des voies aériennes, avec ou sans tubercules, peut, dans une certaine mesure et sauf certaines idiosyncrasies, être amendée ici par les ressources combinées d'Aix, de Marlioz et de Challes.

Ceux qui désireraient lire des observations détaillées, en trouveront dans le Mémoire publié en 1853 par le docteur Bertier sur l'emploi des eaux d'Aix dans la phthysie, dans son Compte-Rendu pour 1857, et dans celui du docteur Blanc, etc. Ils pourraient aussi feuilleter nos anciens auteurs : Socquet en l'an XI, Daquin en 1773, Panthot en 1700 (1). Car la pratique, qui devance les théories plus souvent qu'elle n'est précédée par elles, a démontré de tout temps cette indication de nos Eaux. Mais un pas de plus a été fait depuis une dizaine d'années. Les malades atteints de laryngites, de bronchites chroniques, ou même de maux plus graves, ont été dirigés sur Aix en

(1) En ce bon vieux temps, il y avait place à Aix, dit Panthot, POUR GENS ET POUR BESTES. Les chevaux y apportaient comme à Cauterets leurs FOURBURES, leurs POUSSES, leurs BRONCHITES, etc. La Commission médicale d'Aix a réclamé à diverses reprises le rétablissement du BAIN DES CHEVAUX, soit à cause de son utilité vétérinaire, soit pour son influence morale sur l'esprit des baigneurs sceptiques.

plus grand nombre, tantôt parce que les Eaux-Bonnes
étaient trop loin ou trop élevées, tantôt parce que la saison
avancée ne permettait plus l'ascension d'Allevard, ou enfin
parce qu'on avait confiance dans l'emploi de nos eaux en
pareil cas. Citons parmi ceux de nos confrères qui ont con-
tribué davantage à cette conquête : MM. Bouchacourt, de
Lyon, Dugast, de Dijon, et Pétrequin (1). Puis en 1857,
l'administration des Bains a ouvert les deux belles et vastes
salles de vapeur d'Aix. Enfin Marlioz nous a donné l'équiva-
lent d'Allevard, comme boisson et comme inhalation gazeuse. En sorte qu'aujourd'hui notre installation répond
en tous points à une confiance qui a précédé et provoqué ses
derniers perfectionnements.

La *salle d'inhalation froide de Marlioz*, inaugurée si
brillamment vers la fin de l'été 1857, a été, pendant la
saison dernière, soumise au contrôle de l'expérience. Si
nous nous en rapportons à l'affluence qui se renouvelait
dans cette gracieuse rotonde, et aux observations déjà
nombreuses qui nous sont personnelles ou connues, nous
pouvons dire que l'épreuve clinique, juge en dernier ressort
d'une question que la chimie et la physiologie discuteront
encore longtemps, serait en voie de réaliser les espérances
conçues. Nous en avions, au reste, pour gage les succès
obtenus à Allevard par les mêmes procédés qu'à Marlioz, et
avec une source aussi identique que possible.

Le docteur Niepce écrivait le 1ᵉʳ juillet 1858 que nul
établissement, hormis celui d'Allevard, ne possédait encore

(1) Le docteur Pétrequin a publié dans le COURRIER DES ALPES des 27 et
29 juin 1854, une « lettre sur les ressources nouvelles que peuvent présenter les Eaux minérales d'Aix, à l'aide de quelques améliorations par-
ticulières pour le traitement des maladies chroniques de la poitrine. »

de « salle d'inhalation du gaz sulfhydrique sans mélange
de vapeur. » Il ignorait sans doute que, depuis plus d'un
an, le propriétaire de Marlioz avait imité son exemple, ou
peut-être était-il resté persuadé que l'on y faisait du *pou-
droiement*. Le *pulvérisateur* de MM. Salès-Giróns et Flubé y
avait en effet été installé en 1856. Mais après quelques jours
d'essai, on était revenu au système d'Allevard, soit à cause
du fonctionnement irrégulier de l'appareil de Pierrefonds,
lorsqu'il doit pulvériser un liquide aussi riche en principes
fixes que celui de Marlioz, soit à cause de l'humectation
des vêtements du baigneur. Aujourd'hui, dans la salle de
Marlioz, comme dans celle d'Allevard, « les malades
peuvent entrer à toute heure du jour, et dans toute espèce
de toilette... » (Niepce.) Avant d'entreprendre de parer
à ces deux inconvénients de la pulvérisation, nous
laisserons la science se fixer sur la portée médicale de
l'invention de M. Salès-Giróns, qui semblait d'abord devoir opérer toute une révolution en thérapeutique, et
sur laquelle s'accumulent chaque jour les doutes et les
objections.

En attendant, la salle de Marlioz est dans les conditions
les plus avantageuses : le dégagement des gaz sulfhydrique,
azote et carbonique, est favorisé par la réduction de l'eau
minérale en gerbes de filets presque capillaires. L'air
extérieur peut s'y mélanger sans cesse, de manière à leur
conférer cette action sédative qu'ils n'auraient pas à l'état
de pureté et de concentration. (Patissier.) Cette aération
est dosée, de telle manière que les malades ne sont pas
obligés de sortir, comme à Allevard, toutes les dix minutes ; et plusieurs peuvent, dès les premières séances,
y séjourner sans cette précaution une heure entière.
Enfin, dans ce vallon ouvert au midi et abrité du nord

par la colline, la ventilation maintient la température
de la salle entre 23 et 24° centigrades. C'est celle qui est
obtenue à Allevard par la chaleur de l'eau douée elle-même
de 24°, tandis que Marlioz n'en a que 14. Cette différence
physique contribue ainsi à égaliser les avantages des deux
sources, en balançant la diversité du climat, outre qu'elle
rassure toujours plus contre tout mélange de vapeur. C'est
sans doute trompé par l'expression élastique de *salle froide*,
que M. Patissier s'est récrié contre la température des
salles d'Allevard et de Marlioz; car le type qu'il fixe aux
bonnes inhalations est de 20 à 24°, précisément notre mi-
nimum.

Possédant, ainsi à vingt minutes de distance, des sources,
dont les unes hautement thermales et sulfhydriquées, nous
fournissaient les *vapeurs sulfureuses* dans l'état et les circonstances les plus appréciées, et l'autre, froide, nous
offrait les *gaz sans vapeur*, nous avons pu saisir ces deux
moyens différents dans leurs conditions natives de pro-
duction spontanée, comme le veulent MM. Patissier, C.
James, Carrière, etc. Il faut, en effet, demander le gaz
aux sources froides, et la vapeur aux thermales. C'est la
considération qui nous frappait en 1854, ainsi que nos
collègues, MM. Blanc et Vidal, et nous faisait désigner *Marlioz même*, comme le lieu d'élection pour nos *inhalations
froides*, lorsque, dans la lettre citée plus haut (*Courrier des
Alpes*), le docteur Pétrequin nous écrivait : « Une salle
d'aspiration gazeuse froide est à créer.... » et qu'il nous
proposait d'ajouter à cette fin à notre eau thermale d'Aix,
« une certaine proportion d'eau de Marlioz pour augmenter
son énergie et l'assimiler davantage à l'eau d'Allevard.... »

Maladies Vénériennes.

« Après les communications de M. Ricord, » disait en séance du 22 novembre dernier, l'honorable président de la Société d'hydrologie de Paris, « on ne croira plus ici à la *spécificité* d'action *proprement dite* des eaux minérales dans les maladies syphilitiques anciennes, ni même *absolument* à la propriété qu'on leur a prêtée de faire apparaître au dehors les principes latents d'une infection ancienne et passée à l'état constitutionnel......., » Le lecteur attentif ne se méprendra pas sur la portée de paroles si prudemment calculées; mais elles pourraient être mal interprétées, dans une lecture rapide, par qui ne réfléchirait pas qu'il ne s'agit ici ni de *spécificité* ni de propriété *absolue*.

En ce qui concerne Aix, l'unanimité de l'opinion reproduite, depuis Cabias et Fantoni, par Daquin, les deux Despine, Lombard, Pétrequin, Baumés, C. James, Vidal (1), Forestier, Costanzo, Bertier, etc., doit, ce semble, être tenue en quelque considération. N'y a-t-il point, chez quelques syphilographes, en dépit de leurs prédilections pour la méthode expérimentale, un parti pris théorique, plutôt qu'une négation *à posteriori* ? Et lorsque M. Diday déclarait, de son côté, le 15 février 1859, devant la Société impériale de médecine de Lyon, « ne pas connaître un seul exemple de goutte militaire guérie par une eau minérale quelconque, » n'oubliait-il point que lui-même (p. 176 de son

(1) Lettre à M. Constantin James sur les eaux d'Aix en Savoie, comme moyen curatif et diagnostique des accidents consécutifs de la syphilis. Chambéry, 1856.

excellent journal), paraît reconnaître cette propriété aux eaux de Challes?

Pour notre part, nous ne pouvons, en théorie, nous persuader que les virus syphilitique et blennorrhagique, malgré leur spécificité initiale, ne finissent point par subir parfois une sorte de transformation par association aux autres diathèses, par acclimatement individuel, et ne puissent devenir ainsi réfractaires à l'action du mercure, pour ressortir par contre d'autres altérants généraux, tels que l'iodure de potassium, le soufre, etc., principes actifs de certaines eaux minérales. Et en pratique, nous avons vu des accidents tertiaires guéris par le docteur Michaud, dans les prisons de Chambéry, au moyen de l'eau de Challes seule, employée *intùs et extùs*. Nous avons vu des écoulements rebelles céder à ces mêmes eaux ou à celles de Marlioz. Nous ne parlons pas de leurs avantages dans les abus mercuriaux ; ils ne sont contredits par personne. Enfin, quant aux diagnostics douteux irrévocablement éclairés par quelques douches ou étuves sulfureuses, nous confirmons aujourd'hui, après quatorze années d'expérience, ce que nous écrivions en 1845, avec l'approbation du docteur Despine père, dans notre *Histoire médicale de l'hospice d'Aix.*

Pour ne citer qu'un fait compris dans notre statistique, voici G..., de N..., qui entre, le 1er juillet, avec des *douleurs rhumatismales*, datant de 1853, localisées sur les pieds et les genoux, avec rétraction des orteils droits, et abduction de ce pied et des mains. Trois jours après le début de la cure thermale, apparaissent des *douleurs nocturnes* ; G... avoue un *chancre* non traité, remontant à 1847. L'*iodure de potassium* calme l'exacerbation nocturne, mais il amène l'irritation spécifique de la gorge et du palais. La *suspension de ce remède,* tout en continuant le traitement thermal, *reproduit l'exacerbation nocturne.* L'iodure est repris dans l'eau de Challes; et dès lors tout marche bien jusqu'à la sortie qui a lieu le 30. Voilà donc un cas de *touche* confirmé surabondamment par le retour des douleurs nocturnes à la suspension du remède : à moins qu'on ne veuille contester au chancre initial le caractère infectant, et voir là un de ces faits qui sembleraient indiquer (comme nous l'avons insinué plus haut) une action de l'iodure de potassium sur toute douleur *nocturne,* même non syphilitique?

Voici une autre observation, non à l'appui de la même thèse, mais en exemple de la difficulté que présentent certains diagnostics. R., de F.-s.-S., 27 ans, bonne constitution, brun, pas d'autres antécédents héréditaires qu'une disposition *psorique,* à laquelle il faut sans doute rapporter une otorrhée chronique, et un eczéma du cuir chevelu. Blennorrhagie en 1852 : copahu, cubèbe, chopart, pas de mercure. En 1854, des douleurs avec gonflement se manifestent à la tête du péroné droit, aux deux calcanéums, vers l'insertion achillaire, au gros orteil droit, sur le dos de la main droite, au petit doigt gauche. Ces douleurs, avec l'enflure qui les suit, ont reparu dès 1854, avant chaque printemps : toujours elles ont été accompagnées du retour de l'écoulement urétral, avec douleur vers la fosse naviculaire, et n'ont point joué vis-à-vis de lui de rôle *métastatique.* Et le tout ensemble disparaissait peu à peu vers l'été. Cette année, l'écoulement est revenu en janvier, avec une légère ophthalmie conjonctivale, a duré jusqu'en mars, et a cédé aux injections, seul moyen employé contre lui dès 1854. Le docteur Rollet, de Lyon, a diagnostiqué, dit le malade, un *rhumatisme blennorrhagique.* A son entrée ici (16 mai 1858), il présente les gonflements décrits. En outre, la couronne est garnie de papules rougeâtres, à sommet aplati, non excoriées; cette éruption va et vient. Rien à la gorge, ni aux yeux, ni à l'anus, qui offre seulement parfois des hémorrhoïdes. Traitement thermal simple, durant les huit premiers jours sans aucun effet. J'ajoute l'iodure de potassium : au 3me jour de son administration, les douleurs abandonnent les points gonflés, sans avoir jamais affecté le caractère nocturne. Au 20me jour, l'otorrhée, supprimée depuis trois mois, reparaît. Le malade part le 30me jour, avec une éruption acnoïde, sans avoir encore de résultat définitif, invité à continuer l'iodure de potassium.

Cette affection n'a pas offert la localisation mono-articulaire; elle n'a même pas préféré les articulations. Elle ne s'est point accompagnée d'iritis : faut-il, ce nonobstant, la considérer comme un de ses *rhumatismes blennorrhagiques*, si sagacement décrits par le chirurgien de l'Antiquaille? Ne devons-nous point plutôt voir là de vraies exostoses syphilitiques, les expliquer par un chancre urétral dans la blennorrhagie de 1852, tout en demandant au vice herpétique héréditaire la raison de la réapparition hivernale des symptômes et de leur disparition estivale? Et dans plusieurs *rhumatismes* dits *blennorrhagiques*, y a-t-il autre chose que l'avivement d'une diathèse par une évolution morbide nouvelle ?

Paralysies.

« Depuis la prétendue maladie de la moelle, dont se croit atteint tout homme du monde qui a un peu abusé de la vie » (Dutrouleau) jusqu'aux paralysies séniles, en passant par les paralysies nerveuses, tuberculeuses et scrofuleuses, hystériques, traumatiques, rhumatismales, herpétiques, essentielles... (Nous prononçons le mot, parce que nous croyons à la chose), grand est le nombre des hémiplégies et des paraplégies envoyées chaque année à Aix. « Contre le degré le moins intense de la maladie, qui n'est qu'une sorte d'anesthésie fonctionnelle déterminée par des causes d'épuisement, et qui s'accompagne d'impuissance à divers degrés ou de pertes séminales, » nos eaux sont utiles, à la condition d'être bien surveillées et judicieusement appliquées. Nous aimons en ce cas la douche écossaise, suivie de la promenade, au lieu du lit et du maillot qui provoquent les pertes.

Chez B.., une paraplégie s'est développée sous l'influence d'un rhumatisme gagné dans la guerre du Sunderbund. Porté d'abord sur le cœur et le côté gauche, il s'est localisé ensuite sur la moitié inférieure du corps avec des douleurs erratiques, rareté des érections et ralentissement de l'éjaculation. Chez ce sujet scorbutique et appauvri, les *bains d'Arve* n'ont fait qu'ajouter un catarrhe aux autres maux. Nous avons été plus heureux ici, en demandant aux alternatives *écossaises* une réaction impossible par l'hydrothérapie pure. Notre jeune confrère, le docteur Dardel, que nous avions engagé à examiner ce malade, a traité les urines, sans résultat, par l'acide nitrique et la liqueur de Bareswil, à chaud et à froid, et avec excès de réactif.

G.., de Cognin, envoyé par le docteur Carret, chirurgien en chef de l'Hôtel-Dieu de Chambéry, fut atteint de paraplégie complète par chute sur les pieds en 1853. Il est venu à nos eaux en 1854 et 1855. Il a quitté successivement le lit,

puis les béquilles, puis la canne; et il serait guéri, s'il n'a-
vait remis durant deux années l'achèvement de sa cure
thermale.

Nos eaux réussissent surtout dans les paralysies récentes,
traumatiques, rhumatismales..... Il est presque superflu
d'ajouter qu'elles ont moins de succès lorsqu'il y a altération organique, comme dans le mal de Pott. Cependant,
même alors, nous avons parfois la consolation d'enrayer,
soit en remontant les forces générales, soit en faisant diver-
sion par des éruptions qui reparaissent, des écoulements
qui se rétablissent, etc. Le docteur Macario, directeur
de l'établissement hydrothérapique de Serin, dans son
livre sur les *paralysies dynamiques ou nerveuses* (Paris,
1859), place les eaux d'Aix parmi celles qui conviennent
parfaitement dans la paraplégie, « au point, dit-il, que
« quelques auteurs font de ces dernières un véritable spé-
« cifique, surtout lorsqu'elle est liée à l'impuissance
« virile. »

Quand doit-on envoyer les paralysies aux eaux ? La question est vieille : et, si nous en jugeons par les dernières
discussions de la Société d'hydrologie, elle ne serait pas
près d'être résolue. — M. Régnault n'hésite pas à dire :
« *Le plus tôt possible après l'attaque d'apoplexie.* » Et nous
ne sommes pas de ceux à qui sa proposition a semblé
hardie et en dehors des idées reçues.

Daquin écrivait en 1773 : « Les eaux d'Aix ont une ré-
putation spéciale dans l'hémiplégie, surtout quand les malades sont à portée d'y être conduits *promptement*, et dès la
première attaque..... Lorsque la paralysie ne se trouve pas
compliquée avec la fièvre, alors, dès que les remèdes généraux sont faits, on doit y conduire promptement le malade.
Quelques-uns de nos médecins prétendent que, quand le

cerveau a été affecté par la paralysie, ou ensuite d'une attaque d'apoplexie, on doit alors exclure le malade des eaux,
de peur qu'il ne succombe à une apoplexie parfaite, ou à
une paralysie plus étendue. Mais je soutiens qu'il n'y a aucun risque pour peu qu'on agisse avec précaution.... » etc.
Tel est l'avis d'un praticien célèbre, particulièrement compétent dans la question. Car, ainsi que nous l'avons fait
remarquer dans sa Biographie : « Sa mère ayant été frappée
de paralysie à l'âge de 73 ans, il la conduisit aux Eaux
d'Aix; il y surveilla tout son traitement avec une pieuse
sollicitude, et c'est sous les inspirations de l'amour filial
qu'il recueillit les matériaux de son traité. »

Les médecins d'Aix sont restés généralement d'accord
avec Daquin. Et cela ne doit pas étonner ici où une installation exceptionnelle permet de produire durant la douche,
des effets immédiats distincts sur les diverses parties du
corps, et d'obtenir des révulsions énergiques, des dériva-
tions soutenues sans la moindre concentration des vapeurs
vers la tête du malade. A la vérité, le docteur Blanc a
semblé, dans son Compte-Rendu, restreindre aux espèces
rhumatismale, herpétique et scrofuleuse, les paralysies,
qui doivent attendre du soulagement des eaux. Cette assertion nous paraît dictée par une préoccupation trop exclusive
de l'indication diathésique. Le docteur Forestier, tout en
hésitant à adopter entièrement l'opinion de Daquin, veut
toutefois que la crainte d'une cure d'hiver ne fasse point
perdre le moment opportun. Et le docteur Bertier ne considère nos eaux comme inutiles ou dangereuses que lorsque
l'affection est ancienne : il demande que le malade nous
vienne dès le début.

Dermatoses.

Il est à remarquer que toutes les maladies de peau obser-
vées par nous à l'hospice, coïncidaient ou alternaient avec
des rhumatismes : cette alternative, on le sait, est des plus
fréquentes, tant dans l'hérédité que chez le même individu.

Un mot sur la *poussée* : voilà encore un de ces effets que
l'on a considéré longtemps, que quelques personnes considè-
rent encore comme exclusivement propres à certaines sources, et que nous obtenons à Aix, surtout lorsque les circonstances nous amènent à imiter les procédés en vigueur près
des sources *poussantes*, lorsque par exemple nous arrivons à
une vraie macération de la peau par son immersion prolon-
gée dans un bain suffisamment chaud. Nous l'observons
chez les doucheurs, dans les étés secs comme celui de 1858,
où cette condition météorologique coïncidait pour la première fois avec une captation complètement hermétique de
nos eaux dès leur griffon. La poussée se développe de pré-
férence chez les malades sujets aux manifestations cutanées.
(V. Marc d'Espine, de Genève, et Payen, de Saint-Gervais,
dans la *Gazette médicale* de Paris.)

Accidents traumatiques.

Nous ne pourrions ici que répéter ce qui a été dit bien des
fois sur l'utilité de nos eaux contre les ankiloses, semi-an-
kiloses, rétractions, adhérences vicieuses, paralysies locales,
atrophie musculaire, suite de coups violents, fractures,
écrasements, coups de feu, chutes, etc. — R..., d'Annecy,
vieux débris des guerres de l'Empire, tout criblé de blessu-
res, a ressenti depuis quelques mois des douleurs impor-

tunes dans l'extrémité supérieure gauche traversée par un coup de lance, et qui garde encore un biscaïen avec lequel il avait vécu cinquante ans en bonne intelligence. Quelques douches ont suffi pour restituer à ces membres robustes et exempts de toute diathèse, leur indolence habituelle.

Les douleurs ou la gêne, suite de fractures, dues aux conditions dans lesquelles l'accident s'est produit, au volume du cal, ou enfin aux appareils immobilisants ou mal posés, nous arrivent à Aix de par l'habitude populaire, souvent sans avis médical, et à une époque parfois fort rapprochée de celle de la fracture. Dans notre tableau, le laps écoulé était de 3, 6, 8 et 18 mois. Ce nonobstant, nous ne savons pas que l'on ait jamais observé à Aix ces ramollissements du cal, dont MM. Patezon, Dutrouleau, Desnos et Allard ont entretenu cet hiver la Société d'hydrologie. La réduction du cal s'opère, ce nous semble, par l'activement de l'absorption et de tous les mouvements vitaux, et non par un ramollissement. Les eaux accélèrent et facilitent ce que la nature tendait à opérer d'elle-même. Faut-il expliquer les faits observés à Bourbonne par une action chimique particulière à ces eaux? ou bien pensera-t-on que de tels accidents, subordonnés à des conditions individuelles d'éréthisme inflammatoire ou de cachexie, sont assez exceptionnels pour ne ressortir que de statistiques aussi étendues que celles de Bourbonne? On y observe, en effet, 70 à 80 fractures par année, tandis qu'on n'en verrait ici qu'une trentaine, si nous nous en rapportons au tableau donné par le docteur Davat, pour 1854.

Cachexie paludéenne.

L'observation de Remondino, gendarme piémontais, nous a paru devoir être rapprochée de cette *cachexie de Crimée* si bien décrite par le docteur Le Bret, « triste mélange de scorbut, de chlorose, d'anémie et de paralysie, » et heureusement traitée par ce médecin à Balaruc. — Brun, bilioso-nerveux, R..... a eu plusieurs fièvres intermittentes dans les stations malsaines qui avoisinent les rizières du Piémont et la *ci-devant* frontière lombarde. Il a souffert toutes les fatigues et intempéries auxquelles expose sa profession. La face est terreuse, un peu bouffie et grippée; les pieds sont œdémateux; les extrémités inférieures éprouvent un affaiblissement paraplégique, avec des raideurs comme tétaniques. Les muscles destinés à la mastication et à la déglutition offrent la même lésion. Les gencives sont scorbutiques. A part un bruit de souffle au premier temps, rien d'anormal dans les fonctions organiques. Le traitement thermal, auquel nous ajoutons l'eau ferrée, est contrarié par un érysipèle phlegmoneux qui envahit la face au quinzième jour, amène des abcès dans les paupières, et un chemosis séreux des conjonctives. (Mouchetures, lotions avec la décoction de quina camphré). Ce nonobstant, le malade, envoyé à Aix en désespoir de cause, pouvait, après 40 jours de traitement, marcher quoique avec difficulté et gaucherie; et son habitus s'était sensiblement amélioré.

Une fièvre intermittente bressane (c'est tout dire), avec prédominance de la période algide, presque sans sueur, œdème de la moitié inférieure du corps, hypertrophie de la rate, teint terreux, pupille dilatée..., a cédé, ainsi que son cortége, à la diaphorèse thermale, à la boisson sulfureuse, aidées sans doute de l'influence du changement d'air.

Une autre, dans laquelle l'accès débutait chaque jour, à midi, par une *aura* partant de l'extrémité des doigts de la main droite, a été arrêtée par la perturbation écossaise.

4

DE LA BIENFAISANCE AUX BAINS D'AIX.

C'est l'honneur des Bains d'Aix que toujours les indigents
y aient été un objet premier de sollicitude administrative et
privée. Les souvenirs historiques qui attestent, à une époque
fort reculée, l'existence d'un hospice pour les pauvres voya-
geurs, à la même place qu'il occupe encore aujourd'hui (1);
les fondations qui, de nos jours, l'ont relevé, amplifié et appliqué à sa destination plus spéciale, les dispositions régle-
mentaires qui l'ont successivement amélioré, les circulaires
administratives, les publications destinées à le faire connaître et apprécier, tout vient témoigner de cette généreuse
préoccupation des gouvernements, des autorités locales, des
médecins et des particuliers. Avant que la munificence de
Sir W. Haldimand fondât définitivement cet asile, sous le
nom de *Maison hospitalière* destiné « à ménager l'amour-
propre des baigneurs malheureux » (circulaire du docteur
Despine père, en 1836), tandis que la Savoie partageait les
destins de la France, nous voyons la reine Hortense attacher
son nom, resté cher dans notre vallée, à l'œuvre des baigneurs
pauvres; et l'Empereur décrétait, du quartier impérial de
Dresde, la fondation de dix lits à notre hospice provisoire.
Après la Restauration, Charles-Félix voulait être inscrit parmi ses bienfaiteurs, ainsi que la ville d'Aix et le marquis
Victor Costa. En 1836, la reine Hortense adressait d'Arenem-

(1) On lit dans l'état des bénéfices du décanat de Savoie, tiré du POLIÉ
DE GRENOBLE, de 1488 : « In loco de Aquis est unum hospitale in quo est
« quædam devota capella Beatæ Mariæ. » Cet hôpital comptait 28 lits pour
les passants, le même nombre qu'aujourd'hui. Ce document, encore inédit,
sera incessamment publié par la Société d'histoire et d'archéologie savoisienne.

berg, à l'hospice, une nouvelle dotation, et le 3 janvier 1853,
le *Prisonnier de Ham*, Louis-Napoléon, confirmait cette
seconde donation de sa mère. — La richesse et le pouvoir
s'étaient complus à relever et soutenir cet humble édifice,
En 1856, c'est une main plébéïenne qui y apporte sa pierre.
Un tonnelier allemand, mort à Thonon où son industrie lui
avait amassé une petite fortune, Dietrich a légué à l'hospice
d'Aix, où il avait recouvré l'usage de ses bras perclus par
un rhumatisme, 6,000 livres, pour 135 journées à la nomination du syndic de Thonon.

Lorsqu'en 1853, le Corps médical d'Aix fut officiellement
organisé en Commission, son premier soin fut de confier le
service hospitalier, comme un poste d'honneur, à ses Président et Vice-Président, d'ouvrir les portes des salles à tout
médecin ou étudiant en médecine, de faire de cette clinique
l'objet principal du Compte-Rendu annuel. Chacun de nous
s'est montré tour-à-tour fidèle à cette noble consigne. Dans
ces salles où nous retrouvions les souvenirs de confraternité,
de charité et de science laissés par MM. Despine et Vidal
père, ses médecins dès 1828 jusqu'à leur mort, nous avons
vu chaque été les nouveaux entrés dans la famille médicale
incliner leurs palmes universitaires sur les lits de nos malades, y soumettre studieusement les conquêtes du diagnostic
moderne à l'expérience de leurs aînés, recueillir les faits
les plus instructifs (1), et réaliser en quelque sorte ce vœu
du docteur Despine père : « que les hospices thermaux de-
viennent un stage clinique spécial, » vœu d'autant plus
légitime, que cette branche de notre art n'a pas encore de

(1) V. la Note clinique sur l'action des eaux d'Aix dans le traitements des phlegmasies chroniques des articulations, par le docteur
Gaillard. Chambéry. 1855.

chaire officielle dans les Universités, et que son enseigne-
ment libre lui-même ne date en France que d'hier.

Sur le terrain de la bienfaisance publique comme sur tout
autre, il importait au Gouvernement constitutionnel inauguré
à Turin, en 1848, de ne pas rester inférieur à ses devan-
ciers. Aussi, le Ministère insérait-il dans le bail à ferme du
20 octobre 1853 la réserve expresse d'un subside de mille
francs et du produit des *Cartes d'admission* en faveur de
l'hospice. Et il lui continuait ces mêmes allocations lors de
la réorganisation nationale de nos Thermes, en 1856. Des
motifs que nous n'avons pas à discuter ici ont fait suspendre
l'an dernier ce double secours. Mais le Gouvernement de
S. M. n'entend assurément pas amoindrir une institution
encouragée successivement par tous les régimes, et que
l'Empire allait asseoir sur de larges bases lorsque sa fortune
changeât. Il voudra, nous n'en doutons pas, en assurer définitivement l'avenir, et attacher son nom à la restauration
de l'hospice comme à celle de l'Établissement thermal. Le
bâtiment actuel, dont l'insuffisance et les fâcheuses conditions
architecturales sont reconnues, est élevé sur un emplace-
ment nécessaire au dégagement des Bains, qui ont déjà dû
empiéter sur son sol. D'autre part, M. le chevalier Brachet,
syndic d'Aix depuis bien des années, a offert vingt mille
francs pour la création d'un nouvel hospice dans un local
acquis par lui dans cette prévision. Ce local avait été considéré déjà par le Gouvernement impérial comme « l'un des
plus favorables à la fondation de l'*hospice civil et militaire
dont le besoin se faisait généralement sentir.* » (Lettre du pré-
fet du Mont-Blanc à l'ingénieur en chef du département, 26
septembre 1810). Il pourra recevoir des constructions vastes,
environnées d'un hectare de jardins. Bien que placé à mi-
colline et parfaitement ventilé, l'eau thermale lui parviendra

par une déclivité suffisante. (V. le Compte-Rendu de 1857, par le docteur Bertier.)

Puissance essentiellement militaire, le Gouvernement sarde est un de ceux qui témoignent la plus grande sollicitude pour le bien-être du soldat. Au point de vue des établissements thermaux militaires, si l'Autriche et la France ont ouvert à leurs armées des sources minérales plus variées et plus nombreuses, la France n'envoie cependant à ses neuf stations que 2,400 hommes, tandis que, chez nous, Acqui en reçoit à lui seul 500, sans parler de ceux envoyés à Aix (1). Mais si les eaux d'Acqui, par leur situation transalpine et par leur attitude chimique assez analogue à celle de Bourbonne, sont naturellement la principale station de l'armée sarde, elles ne peuvent, néanmoins, remplir toutes les indications : parfois leur haute minéralisation les contre-indiquera ; et puis il faut que ces ressources soient à la portée des garnisons. Par ces motifs, un certain nombre de soldats, appartenant aux casernements de la Savoie, sont annuellement dirigés sur Aix, où rien n'a jamais été organisé pour eux, où ils sont entassés, sans les garanties voulues de bon service balnéaire, dans une ou deux pièces d'abord difficile, et dont le cubage atmosphérique, insuffisant pour des hommes sains, l'est bien davantage pour des malades souvent porteurs d'ulcères, toujours destinés à suer et à séjourner une partie de la matinée dans leurs chambrées. Les rapports des médecins militaires envoyés à Aix sont univoques sur ce point. Rien de plus facile que d'éviter ces divers inconvénients, tout en assurant aux garnisons cisalpines un service hydrologique convenable, et en augmentant à la fois la prospérité de notre hospice. Il suffit, en effet,

(1) V. Durand-Fardel sur les stations thermales militaires, et l'ingénieur François sur Acqui.

que le Gouvernement se procure une salle militaire dans
l'hospice nouveau ; qu'il alloue pour cette excellente installation ce qu'il dépense maintenant pour n'en avoir qu'une
détestable ; qu'enfin il en confie, comme autrefois, la direction sanitaire à l'expérience spéciale du médecin de la localité, chargé de l'hospice.

On s'étonnera de nous voir demander l'accroissement de
l'élément militaire auprès de nos Bains, condition redoutée
généralement par les villes thermales, et dont l'affirmation
mensongère a semblé ce printemps un bon moyen à la con-
currence pour détourner d'Aix les baigneurs. Mais on réflé-
chira qu'à nos Thermes, grâce à six millions de litres d'eau
minérale, la clientèle entière est baignée avant dix heures
du matin ; et nous laissons couler inutilement, durant l'autre moitié du jour, ce *fleuve thermal*, qui alimente, avec une
profusion inouïe, le plus vaste établissement de l'Europe,
et une seconde installation complètement distincte pour les
services hospitalier et militaire. D'ailleurs, Acqui restant
naturellement notre principale station militaire, il s'agit
moins d'augmenter sensiblement l'affluence à la station
succédanée d'Aix, que de l'améliorer dans l'intérêt de nos
soldats et de notre organisation hospitalière.

Pour achever de faire apprécier la portée réelle de notre
hospice, je joins ici quelques données statistiques et régle-
mentaires qui auront leur utilité. Les pensionnaires reçus
en 1858 sont au nombre de 138, dont 78 femmes et 60 hommes. Quelques malades ayant fait deux saisons, le nombre
réel des entrées est de 160. Sur 2,748 journées, représentant une moyenne de 20 par baigneurs, 400 seulement cor-
respondaient aux fondations à la nomination de l'Intendant
général de Chambéry, du général Dufour ayant-droit de la
reine Hortense, du marquis de Costa, des villes d'Aix et de

Thonon; 803 ont été payées par les allocations des Conseils divisionnaires de Chambéry et d'Annecy, et des hospices de Chambéry : en tout 1,203 de provenance charitable reconnue officiellement. Les autres, au nombre de 1,545, ont été soldées par les pensionnaires, soit de leurs deniers propres, soit avec les aumônes qu'ils avaient recueillies. Les 160 entrées se décomposent en 108 sujets sardes, 28 français, 14 suisses, 10 d'autres nations ou de provenance non constatée.

Aux termes du Règlement actuel, « personne n'est admis à l'hospice d'Aix sans un *certificat de pauvreté, apostillé par le percepteur*. Que le malade ait obtenu une place gratuite ou une subvention partielle, ou qu'il vienne à ses frais, il ne doit se présenter que *lorsque son tour est arrivé*, et *muni de l'avis qui lui en a été transmis*. S'il n'entre pas sur une fondation, il doit déposer, à son arrivée, la somme équivalant à son séjour probable, à raison de 1 *franc* 50 *centimes par jour*, plus le *droit d'entrée de* 5 *francs*. Dans le cas de sortie avant terme, l'excédant du dépôt est restitué. »

Nous avons esquissé le passé et l'avenir de notre hospice. Nous nous sommes abstenu à dessein de parler des essais tentés par M. le Curé d'Aix, pour greffer, sur l'hospice des baigneurs, un service d'hiver en faveur de sa paroisse. Cette œuvre a droit à toutes nos sympathies; mais elle n'appartient pas à la bienfaisance hydrologique, la seule qui doit nous occuper, et dont nous complèterons l'exposé par quelques détails sur les autres institutions qui en composent ici l'ensemble.

Tandis que la plupart des établissements thermaux limitent leur générosité aux indigents d'un périmètre déterminé, nos bains, nos douches avec doucheurs et porteurs, sont accordés gratuitement à quiconque justifie de sa pauvreté par les attestations de la commune et du percepteur, quels que soient son culte et son pays. Ce n'est pas tout : le concours d'un personnel nombreux, nécessité ici par le perfectionnement exceptionnel de nos douches, produisant ainsi des tarifs assez élevés (quoique relativement moindres qu'ailleurs), on avait introduit à Aix, de temps immémorial, un second degré de gratuité par l'exemption de la part revenant à l'Établissement sur le montant des billets. Ce prix réduit à la seule indemnité des employés, dont le baigneur réclamait l'assistance, avait toujours appartenu aux habitants d'Aix. Il était appliqué aux médecins, aux ordres hospitaliers « en correspectif, disait l'ancien Règlement, des soins qu'ils donnent aux pauvres ». Il s'étendait aux sous-officiers et soldats de l'armée sarde, et à quelques autres catégories. Cette exemption, convertie en un *demi-droit fixe* (comme M. Durand-Fardel proposait l'autre jour de l'imiter en France), a été concédée, par décret ministériel de 1856, *à toute personne qui justifie, par certificat de la commune et du percepteur, de l'insuffisance de sa fortune.*

Grâce à ces dispositions supérieures, et à la manière aussi charitable qu'intelligente dont elles sont appliquées par le représentant du Gouvernement, le nombre des gens admis par bienfaisance aux bains d'Aix, a été, en 1857 et 1858, quadruple de ce qu'il était en 1854 et 1855. Et la part du pauvre qui n'était alors ici que d'*un neuvième* (elle est, en France d'*un cinquième*), a pu s'élever à Aix jusqu'à plus d'*un quart*. Nous signalons ce fait avec une profonde satisfaction ; car, s'il est juste que l'on fasse large part aux pauvres baigneurs de l'étranger dans notre station thermale qu'alimente la richesse étrangère, il est doux de pouvoir constater que cette justice est faite.

Nous aimerions voir fonder à Aix l'*œuvre du fourneau.*

Une fois l'hospice organisé largement, on pourrait obtenir à son réfectoire des portions économiques au prix de revient.

Cette alimentation, modeste et saine, serait fort utile aux personnes malaisées, que refoulerait vers les humbles logis de nos faubourgs l'absorption des lits de l'hospice par les pauvres reçus sur *fondations gratuites*.

Mais ce que nous désirons surtout, c'est la multiplication de ces dernières. Elles ne représentent aujourd'hui que 1,500 journées environ sur les 3,360 que pourrait fournir l'hospice en quatre mois d'ouverture. Pour diminuer cette pénible disproportion, les communes, les particuliers et les administrations hospitalières, devraient mieux comprendre «que les santés rétablies près des établissements thermaux, représentent des journées d'hôpital économisées, ou de futurs mendiants rendus à la dignité du travail. »

Ce sont là des vœux qui furent émis en partie dans notre brochure de 1846 sur l'hospice, et reproduits en 1853 dans celle du docteur Vidal : nous les avons retrouvés, avec plaisir, sous la plume du docteur Durand-Fardel. (*Gazette des Eaux*, 17 février 1859.) Avec un hospice suffisamment vaste, pourvu de son installation balnéaire, empruntant l'organisation de l'admission et du mouvement des malades aux excellentes dispositions en vigueur à Acqui (1), avec un fourneau économique annexé à l'hospice, ou créé ici, comme en bien d'autres localités, par une Société de bienfaisance, telle, par exemple, que celle de Saint-Vincent-de-Paul, il ne restera plus qu'à assurer quelques secours en argent pour certains frais imprévus de prolongation de cure,

(1) Voir la note intéressante par laquelle M. l'ingénieur François a recommandé a l'appréciation de la Société d'hydrologie et du Gouvernement français, l'organisation et la pratique de l'ASSISTANCE PUBLIQUE DANS LES EAUX MINÉRALES DU PIÉMONT.

de retour au domicile, etc. C'est là une lacune importante, que semble appelée à combler l'*Œuvre charitable de Notre-Dame-des-Eaux*, fondée à Aix en 1856, par un vertueux Lyonnais, le regrettable Jacques Orsel, d'après l'idée féconde du saint et savant chanoine Humbert Pillet.

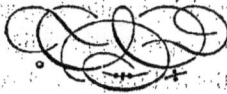

DE LA COMMISSION MÉDICALE.

(16 mai 1857 et 3 février 1859.)

I. Tous les Médecins reçus par les Facultés de médecine du royaume, domiciliés à Aix depuis une année, forment une *Commission médicale consultative attachée à l'Etablissement.*

Les Membres de cette Commission ont le titre de *Médecins de l'Etablissement.* Ils sont successivement, chaque année, suivant leur rang d'ancienneté, appelés tour-à-tour à exercer les fonctions de Président.

Le Président est plus spécialement chargé de l'inspection journalière des diverses parties de l'Etablissement destinées aux opérations thermales, et de tout ce qui se rattache au service thermal, sous le point de vue médical et hygiénique.

III. Les fonctions de la Commission consisteront à étudier la médication thermale et toutes les questions qui pourront s'y rattacher et intéresser l'Etablissement. Elle veillera à la conservation des sources et à l'aménagement des eaux. Elle consignera dans ses rapports au Commissaire la bonne ou mauvaise direction du service actif, les améliorations et changements à y introduire; elle se prononcera sur le degré d'aptitude des employés du service actif, et la nature des reproches qu'on aurait à leur faire en cas de négligence dans l'accomplissement de leurs devoirs, afin de fixer l'attention du Commissaire. Elle donnera aussi son avis sur l'état de santé desdits employés, avant leur admission au surnumérariat, et, après ce surnumérariat, sur leur capacité. Destinée à favoriser le progrès de la médecine des Eaux, elle devra s'entourer de tous les éléments qui pourront y contribuer.

2. *La Commission se réunit* ordinairement *chaque semaine dès le 15 mai jusqu'au 15 octobre. Elle se réunit extraordinairement sur la convocation de M. le Commissaire royal ou de son Président. Ce dernier est tenu de la convoquer lorsque trois membres lui en font la demande motivée par écrit.*

4. *Avant de clore la séance, le Président indique l'ordre du jour de la séance suivante.*

6. *La personne qui, sans en avoir le droit, désirerait assister à ses séances, peut y être autorisée par le Président.*

VI. Le Président de la Commission entre en fonctions le 1er janvier. Chaque année, avant le 31 décembre, en sortant, il devra remettre au Commissaire royal un Rapport contenant le résumé des observations médicales recueillies. Ce Rapport rendra compte en premier lieu du nombre des malades admis et traités à l'Etablissement, des guérisons obtenues et des cas pathologiques les plus remarquables qui se sont présentés. En second lieu, il donnera une relation complète du service de l'hôpital pendant l'année écoulée.

VII. En correspectif du droit accordé aux Membres de la Commission de prendre le titre de Médecin de l'Etablissement et d'y suivre leurs malades, elle est tenue de fournir deux de ses Membres pour faire le service gratuit de l'hôpital et des malades indigents, logés en ville. Ce service est fait chaque année par le Président et le Vice-Président. Elle devra également prendre des mesures pour qu'il y ait toujours un médecin présent à l'Etablissement pendant la durée du service ordinaire, pour le cas où un accident arriverait dans les douches...

20. *Bien que les Président et Vice-Président soient spécialement chargés du service des Baigneurs indigents, tous les Membres de la Commission tiennent, comme par le passé, à honneur et devoir de diriger ceux qui leur seraient recommandés, et de prêter en toutes circonstances leur concours entier à leurs confrères en charge.*

21. *Lorsqu'un accident arriverait dans l'Etablissement*

hors de la présence du Médecin du baigneur, le Médecin de service, ou à son défaut tout autre Membre de la Commission, pourvoira aux indications urgentes et fera incontinent avertir le Médecin du malade.

22. Il sera facultatif à tout Médecin ou Élève en médecine d'assister à la visite de l'hôpital.

BUREAU DE LA COMMISSION MÉDICALE POUR 1859:

Président,   M. le docteur VIDAL.

Vice-Président,   « FORESTIER.

Secrétaire,   « GUILLAND.

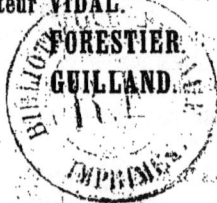

STATISTIQUE DES OPÉRATIONS THERMALES.
EXERCICE 1858.

CATÉGORIES		SANS PORT	PORT SIMP.	PORT DOUB.	MONTANT EN BILLETS	EN ARGENT
Princes	BILLETS	392	9632	732	40756	
	ARGENT	784 »	24080 »	2196		27060 »
Albertins	BILLETS	403	7594	203	8197	
	ARGENT	604 50	15582	456 75		16643 25
Centre	BILLETS	11	5440	147	5598	
	ARGENT	16 50	10880 »	330 75		11227 25
Enfer	BILLETS	23	1754	62	1839	
	ARGENT	34 50	3508 »	139 50		3682 »
Locales	BILLETS	574	190	54	818	
	ARGENT	430 50	237 50	87 50		755 50
Bertholet anc.	BILLETS	63	51	10	124	
	ARGENT	78 75	89 25	22 50		188 50
Berth. nouv.	BILLETS	15	457	86	508	
	ARGENT	22 50	214 »	215		1151 50
Bains	BILLETS	6916	»	»	6916	
	ARGENT	8645 »	»	»		8645 »
Piscines	BILLETS	6317	»	»	6317	
	ARGENT	7896 25	»	»		7896 25
Exemptions	BILLETS	3547	100	»	3647	
	ARGENT	3014 95	45			3059 95
Suppléments	BILLETS	1881	693	»	2574	
	ARGENT	1410 75	346 50	»		1757 25
Grottes	BILLETS	1773	»	»	1773	
	ARGENT	886 50				886 50
Locales B. n.	BILLETS	630	»	»	630	
	ARGENT	787 50	»	»		787 50
Inhalation	BILLETS	597	»	»	597	
	ARGENT	597 »	»	»		597 »
Ascendantes	BILLETS	245	»	»	245	
	ARGENT	122 50	»	»		122 50
Bons de 25 c.	BILLETS	75	»	»	75	
	ARGENT	18 75	»	»		81 75
TOTAL EN BILLETS.					50614	84478 70

PRODUITS DIVERS :

Admissions	2473 »
Reçu des militaires	158 80
Cense de terre	252 »
Rôle pour vente de divers objets et reçu de l'assurance	113 »
Rôles d'amendes	69 90
Intérêts des sommes déposées	1477 63
TOTAL	89023 03

Chiffre des étrangers arrivés à Aix, comme il résulte de la dernière liste 5315

Errata.

Page 27, au TOTAL GÉNÉRAL, lisez : 141 pour 138 ; 117 pour 116.
Et à la 1re ligne du Chapitre suivant, au lieu de 198 malades, lisez : 200.